U0346542

神经系统疾病
特殊针法临床范案

主　编　李晓宁

副主编　付　豪　李庆琳　李　诺　梅继林

编　委　教传旭　金　成　覃业校　杨　洋

　　　　赵玮滢　杜崇岳　李王方达　蔡官言

　　　　张雨墨　于麦桐　黄　玲　　袁梦鑫

全国百佳图书出版单位
中国中医药出版社
·北　京·

图书在版编目（CIP）数据

神经系统疾病特殊针法临床范案 / 李晓宁主编 . —北京：中国中医药出版社，2020.12

ISBN 978 - 7 - 5132 - 6515 - 7

Ⅰ . ①神⋯　Ⅱ . ①李⋯　Ⅲ . ①神经系统疾病—针灸疗法　Ⅳ . ① R246.6

中国版本图书馆 CIP 数据核字（2020）第 219740 号

中国中医药出版社出版

北京经济技术开发区科创十三街 31 号院二区 8 号楼

邮政编码　100176

传真　010-64405721

山东润声印务有限公司印刷

各地新华书店经销

开本 880 × 1230　1/32　印张 5.5　彩插 0.25　字数 115 千字

2020 年 12 月第 1 版　2020 年 12 月第 1 次印刷

书号　ISBN 978 - 7 - 5132 - 6515 - 7

定价　32.00 元

网址　www.cptcm.com

社 长 热 线　010-64405720

购 书 热 线　010-89535836

维 权 打 假　010-64405753

微信服务号　zgzyycbs

微商城网址　https://kdt.im/LIdUGr

官方微博　http://e.weibo.com/cptcm

天猫旗舰店网址　https://zgzyycbs.tmall.com

如有印装质量问题请与本社出版部联系（010-64405510）

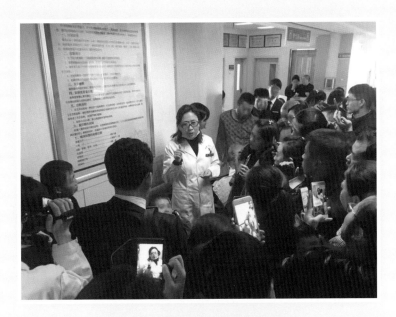

中国针灸学会特殊针法专业委员会培训班示教

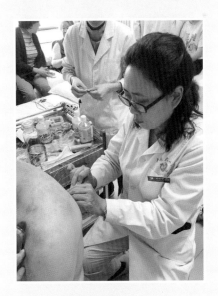

李晓宁教授门诊行针

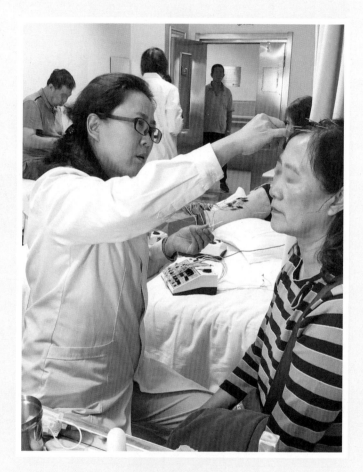

李晓宁教授门诊行针

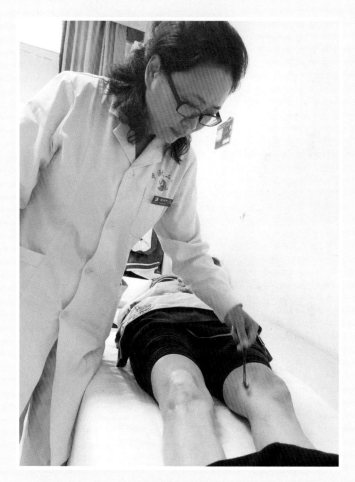

李晓宁教授门诊行针

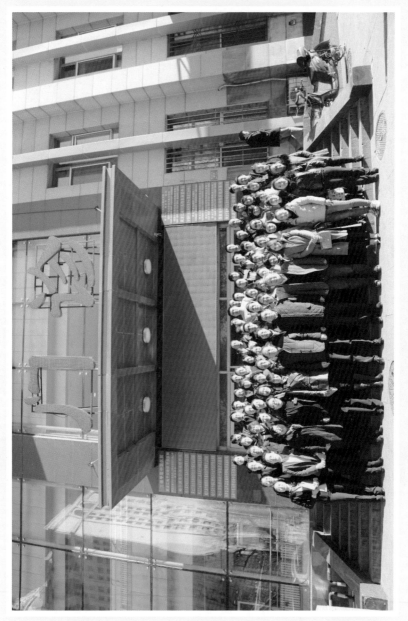

黑龙江省针灸学会特殊针法专业委员会成立大会暨学术交流会

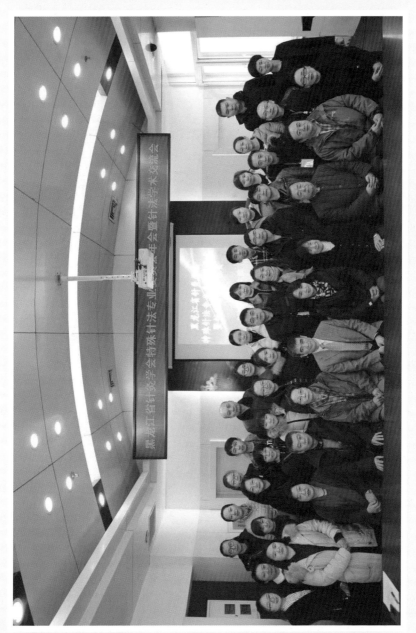

黑龙江省针灸学会特殊针法专业委员会年会暨针法学术交流会

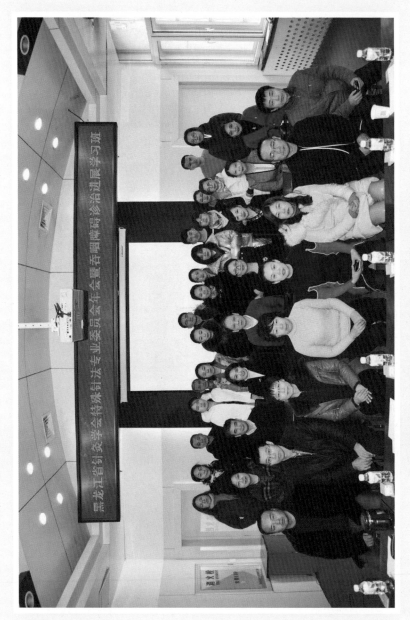

黑龙江省针灸学会特殊针法专业委员会年会暨吞咽障碍诊治进展学习班

前　言

　　针灸疗法源远流长，历来为各代医家广泛应用，从最原始的砭石，到后来《灵枢》中五针、九针、十二针等针法的出现，随时代的变迁一直在逐渐发生变化，除针具的改进和创新外，更重要的是基于中医理论不断完善而发展的针灸方法。随着近代中西医结合学科的发展，针灸也逐渐借鉴了西医学理论，涌现出了头针、电针、腕踝针等一系列新的针灸方法，新时代的针灸科医生在传统针灸的基础上，不断探索新的针灸方法以提高临床疗效。本书中介绍的系列特殊针法就是编者通过传承经典并不断创新而形成的研究成果。

　　东北三省地处高纬度，冬季漫长而寒冷，这促使居民在生活中喜饮酒，食高盐、油腻之物，因此也造成了东北地区脑血管病的高发。还有一些痛症，比如颈椎病、腰椎病、肩周炎等，以及面瘫、睡眠障碍等在东北地区也是常见病、多发病。而东北地区的地域特征使得当地中医针灸形成了自身独特的诊疗特点。经多年临床实践，编者发现虽然针灸治疗这些疾病确有优势，但部分传统针刺方法有时见效慢或者疗效不尽人意。许多患者发生脑血管病后都遗留一些肢体运动功能、语言功能或吞咽功能障碍，日常生活不能自理，影响生活质量，因此编者及团队一直潜心研究如何解决患者的实际问题，致力于攻克吞咽障碍治疗机制等基础研究难题，以及吞咽障碍针刺治疗临床诊疗方案制定等临床研究难题，深入开展夹脊电针治疗脊髓损伤的作用机制基础研究、中风后遗症的特殊针法精准治疗临床与基础研究，并取得了一定成果，结合理论与临床，不断创新，目前已形成了一套理论先进、特色鲜明的针灸方法。这一系列特殊针法不仅对临床常见病有很好的疗效，对于一些疑难杂症也能起到治疗或缓解的目的。

为了更好地服务广大患者，现将这些特殊针法及典型医案归纳整理，供针灸医师及学者学习借鉴，希望读者可以在临床或学习中受到一定的启发，不断推陈出新，发展中医药事业，为饱受病痛折磨的患者带来福音。

李晓宁

2020 年 9 月 10 日

编写说明

　　针灸作为一种简、便、效、廉的绿色治疗方法，从古至今都被广泛应用于临床治疗内、外、妇、儿各科疾病。现代研究发现针灸对于神经系统疾病的治疗效果尤为突出，李晓宁教授早年跟随著名针灸学家高维滨教授和神经病学专家苏志强教授，后师从国医大师段富津教授，工作中对于神经病学针灸治疗有较深的见解和临床经验，在传统针灸方法的基础上，结合现代神经解剖学、腧穴解剖、神经定位诊断等知识，逐步改进针刺方法，形成一套特殊的针灸治疗方案，经临床实践检验，对临床中许多疑难问题疗效确切，获得广大患者的一致认可。

　　李晓宁教授在临床中发现，很多疾病所选的主穴均位于人体正中线或其两侧，这些部位大多是经络循行线路，或是神经分布较为丰富的区域。基于上述发现，提出针灸治疗疾病的"三区三线"学说，针对不同疾病的发病特点，选取不同的经脉线和功能区域进行治疗，比如："透刺吞咽针法"治疗吞咽障碍、"夹脊透刺针法"治疗脊髓损伤后截瘫及二便障碍。针对疾病病位、病机的不同，开拓新的治疗思路，创立如"背伸肌拮抗电针"治疗中风后腕手精细动作功能障碍、"牵正针法"治疗顽固性面瘫、"辨证选穴法"治疗三叉神经痛等特殊针法。

　　本书共分为十五章节，分别详细阐述了十五种针灸科临床常见优势病种的临床症状、病因病机、临床评估、诊断、特殊针法治疗等内容，并且选取典型临床病例，进一步理论联系实际充分说明特殊针刺疗法的临床应用。本书编写过程中融合了付豪、李庆琳、梅继林等多位学生的支持与努力。本书旨在为诸多医疗工作者、医学生提供新的诊疗思路及方法，造福于广大患者。

本书编委会

2020 年 5 月

▎目 录

第一章　吞咽障碍

吞咽障碍（dysphagia）指由于下颌、双唇、舌、软腭、咽喉、食管等器官结构和（或）功能受损，不能安全有效地把食物输送到胃内的过程。广义的吞咽障碍概念应包含认知、精神、心理等方面的问题引起的行为和行动异常而导致吞咽和进食问题，即摄食吞咽障碍。吞咽障碍可由多种疾病引起，最为常见的是脑血管疾病，其他比如痴呆、头颈部肿瘤、脑外伤、帕金森病、肌萎缩侧索硬化、多发性硬化等也常会引起吞咽障碍。

一、分类与临床表现

（一）正常吞咽过程及其分期

正常情况下，根据食团在吞咽时所经过的解剖部位，将吞咽全过程分为四期。

1. 口腔准备期和口腔期

此二期为自主控制的活动。当食物送到口唇时，三叉神经支配舌骨肌和二腹肌完成张口运动，食物进入口腔，咀嚼肌（三叉神经支配）咀嚼食物，使其形成团块状，通过舌肌的搅拌形成食团。食团刺激舌背和咽喉部的神经，兴奋舌基底部和口腔底部肌肉，使舌向上顶住硬腭向后推移，把食团挤进咽。

2. 咽期

此期为非自主性活动，食团进入咽，刺激咽弓前部及舌的底部，诱发吞咽反射，当食团进入咽时刺激黏膜神经末梢，使软腭上抬与鼻咽壁接触防止食物进入鼻腔；使声带和会厌关闭喉前庭防止食物进入气管；使食管上括约肌松弛，咽部肌收缩，食团被挤入食管。

3. 食管期

此期为非自主性活动，食团刺激食管壁神经末梢，腭咽闭合，食管肌性收缩蠕动把食团推送至贲门，贲门括约肌松弛，食团通过并进入胃部。

（二）吞咽障碍的分类与临床表现

1. 按有无解剖结构异常分类

依据解剖功能结构的变化情况，吞咽障碍分为神经性吞咽障碍和结构性吞咽障碍两大类。

（1）神经性吞咽障碍：指由神经性疾病引起的吞咽障碍，目前临床上最常见的是脑卒中后继发的吞咽障碍。此类型的吞咽障碍解剖结构没有异常，属于口咽、食管运动异常引起的障碍，多由中枢神经系统及末梢神经系统障碍、肌肉病变等导致。包括：①中枢神经系统疾病，如脑卒中、帕金森病、放射性脑病、脑外伤、脑瘫、严重认知障碍或痴呆等。②脑神经病变，如多发性硬化、运动神经元病、吉兰巴雷综合征等。③神经肌肉接头疾病，如重症肌无力、肉毒毒素中毒、Lambert-Eaton 肌无力综合征等。④肌肉疾病，如多发性肌炎、硬皮病、代谢性肌病、张力性肌营养不良、环咽肌痉挛、口颜面或颈部肌张力障碍等。

（2）结构性吞咽障碍：是口、咽、喉、食管等解剖结构异常引起的吞咽障碍，常见有吞咽通道及邻近器官的炎症、损伤或肿瘤，头颈部的肿瘤，外伤手术或放射治疗等。

2. 按发生的时期分类

根据吞咽障碍的发生时期可分为口腔准备期／口腔期吞咽障碍、咽期吞咽障碍和食管期吞咽障碍，具体临床表现见表1。

表1 吞咽障碍不同分期的主要临床表现

分期	常见疾病	临床表现
口腔准备期／口腔期吞咽障碍	常见于大脑皮层受损的患者	流涎，食物或水从一侧口角漏出；饮水前呛咳，进餐时间延长或口内食物残留，分次吞咽；构音障碍，鼻反流及鼻音，软腭上抬功能差等
咽期吞咽障碍	常见于脑干受损的患者	会厌谷或梨状隐窝有大量食物残留，多次吞咽后不能完全清除，常伴吞咽动作不协调、重复吞咽、腭咽闭合不全、喉结构上抬不充分、环咽肌开放不全等
食管期吞咽障碍	常见于胃食管动力性病变的患者	食物滞留，表现为吞咽前大量食物积聚在会厌谷或梨状隐窝，数次吞咽后未能及时排出

二、吞咽障碍的评估

1. 临床评估

吞咽障碍临床检查法（clinical examination for dysphagia, CED）可用来判断患者是否存在吞咽障碍，确定产生吞咽障碍的病因和涉及的解剖生理结构，判断是否有误吸的危险等。该法主要从以下几个方面进行评定：与吞咽有关的临床表现（病史、服药史、营养状态）、吞咽功能评估、与吞咽有关的口颜面功能评估（口腔外部及内部外观、唇和颊的引动、颌的运动、舌的运动、软腭的运动、喉的运动及功能）以及摄食－吞咽过程的评估。

临床常用的评估量表如下。

（1）标准吞咽功能评价量表（SSA）：由 Ellul 等于 1996 年首先报道，经科学设计专门用于评定患者的吞咽功能，分为三个部分：①临床检查，包括意识、头与躯干的控制、呼吸、唇的闭合、软腭运动、喉功能、咽反射和自主咳嗽，总分 8 ～ 23 分；②让患者吞咽 5mL 水 3 次，观察有无喉运动、重复吞咽、吞咽时喘鸣及吞咽后喉功能等情况，总分 5 ～ 11 分；③如上述无异常，让患者吞咽 60mL 水，观察吞咽需要的时间、有无咳嗽等，总分 5 ～ 12 分。该量表的最低分为 18 分，最高分为 46 分，分数越高，说明吞咽功能越差。

（2）反复唾液吞咽测试：被检查者取坐位，卧床患者宜取放松体位。检查者将食指横置于被检查者甲状软骨与舌骨间，嘱其做吞咽动作。当确认喉头随吞咽动作上举，越过食指后复位时，即判定完成一次吞咽反射。当被检查者因口干难以吞咽时，可在其舌面上注入约 1mL 水，再嘱其行吞咽。嘱被检查者尽力反复吞咽，并记录完成吞咽次数。观察在 30 秒内患者吞咽的次数和喉上抬的幅度，高龄者在 30 秒内能完成 3 次吞咽即可。如果喉上下移动小于 2cm，则可视为异常。对于有吞咽困难的患者，即使第 1 次吞咽动作能够顺利完成，但接下来的吞咽动作会变得困难，或者舌骨、喉头尚未充分向前上方移动就已下降。

（3）洼田饮水试验：患者在陪护下采取半卧位（靠背倾斜角度为 45°）喝下 30mL 温开水，根据患者喝水过程中有无呛咳及分饮次数进行评级，共分五级。

Ⅰ级（1 分）：能一次饮完 30mL 温开水，其间无呛咳、停顿。

Ⅱ级（2 分）：分两次饮完，其间无呛咳、停顿。

Ⅲ级（3 分）：能两次饮完，但有呛咳。

Ⅳ级（4 分）：分两次或两次以上饮完，其间有呛咳。

Ⅴ级（5 分）：一直呛咳，难以全部饮完。

2. 仪器评估

仪器检查可以更直观、准确地评估口腔期、咽期和食管期的吞咽情况，对于诊断、干预手段的选择有重大意义，专家主要推荐使用的有视频透视吞咽检查（VFSS）和纤维内镜吞咽功能检查（FEES）两种临床上的成熟方法，还有咽腔测压和超声波等评估方法也比较常用。

（1）视频透视吞咽检查（VFSS）：也叫吞咽造影评估，此项检查是在实际进食时，在X线透视下，针对口、咽、喉、食管的吞咽运动所进行的特殊造影，可以通过录像来动态记录所看到的影像，并加以分析的一种检查方法。VFSS是检查吞咽功能最常用的方法，被认为是吞咽障碍检查和诊断的"金标准"。

定性分析指通过对吞咽造影评估过程中观察患者唇闭合，口腔控制、运送功能，鼻、吞咽启动，咽蠕动，喉上抬，梨状窦食物残留，口咽反流，会厌谷误吸、渗漏，咳嗽反射和环咽肌松弛及开放等存在哪些异常表现，通过对以上症状的检查，能够获知患者的吞咽状况。

半定量分析指针对吞咽的各生理分期进行功能分级，通过分级反映吞咽功能异常的程度。这有利于评估者更好地分析造影结果，更详细地反应吞咽功能，同时是治疗前后效果的参照指标。临床上最常用的是Rosenbek渗漏/误吸量表（Rosenbek pene-tration-aspiration scale）。

定量分析指测量吞咽过程中所涉及的时间学参数，包括持续时间（舌骨运动时间、喉关闭时间、UES开放时间）、间隔时间（吞咽启动时间、咽运送时间、喉关闭至UES开放间隔时间），以及运动学参数的分析，包括舌骨位移、喉部位移、咽腔收缩率、UES的开放程度。

（2）纤维内镜吞咽功能检查（FEES）：是利用软管鼻咽喉镜进入患者口咽部和下咽部，观察会厌、会厌谷、舌根、咽壁、喉、梨状隐窝等结构以及这些结构在呼吸、发音、咳嗽、屏气和吞咽食物时的运动，该方法通过咽期吞咽前后咽喉部运动功能及食物滞留情况，来评估吞咽过程中的食团运送。专家们认为，FEES 是检查吞咽时气道保护性吞咽反射和食团运输功能的一种重要方法。对吞咽障碍的诊断和治疗具有指导意义。

（3）其他仪器检查：除了上述仪器检查外，目前临床可供选择的用以评估吞咽功能的仪器还包括吞咽测压和高分辨率咽腔测压、超声检查、放射性核素扫描以及表面肌电图等。

三、典型病案

［病案一］

患者林某，女，76 岁，于 2017 年 7 月 14 日入院。

主诉：饮水呛咳，吞咽困难伴右侧面部麻木 23 日。

现病史：该患者于 6 月 21 日无明显诱因出现右侧面部麻木、阵发性眩晕、呕吐，遂就诊于哈尔滨医科大学第二附属医院心内科住院治疗，23 日突然出现饮水呛咳、吞咽困难、声音嘶哑，经头部 MRI 检查确诊为脑梗死，后迅速转至神经内科住院治疗，给予改善微循环及对症治疗后，面部麻木减轻，眩晕缓解，出院后遗留饮水呛咳、吞咽困难、声音嘶哑等症状，为求中西医结合康复治疗，遂来我院就诊。现患者右侧面部麻木，饮水呛咳，偶有眩晕，鼻饲管饮食，二便正常，睡眠尚可。

查体：神志清楚，言语欠清晰，右侧霍纳综合征（Horner综合征）（+），水平眼震（+），右侧软腭抬举不能，伸舌居中，右侧面部感觉差，肢体深浅感觉正常，右侧肢体肌力5级，左侧肢体肌力4级，肌张力尚可，水平眼震，右侧指鼻试验（+），右侧跟膝胫试验（+），腱反射减弱，巴宾斯基征（Babinski征）（+），反复唾液吞咽测试为0次，MMSE量表评分24分，Barthel指数评分85分，标准吞咽功能评价量表（SSA）34分，经口摄食量表（FOIS）1级。

辅助检查：自带头部MRI示脑干、小脑蚓部及右侧小脑半球急性梗死（图1-1）。心脏彩超示左房扩大，主动脉硬化，左室舒张功能减低，动态心电图示阵发性房颤。透视荧光吞咽造影检查显示患者存在误吸，环咽肌完全不开放，会厌谷少量残留。

诊断：吞咽障碍，脑梗死，阵发性心房纤颤。

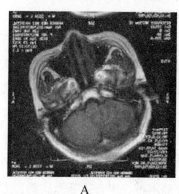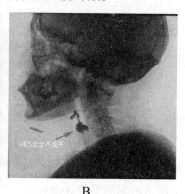

A　　　　　　　　　　B

图1-1　患者入院时检查结果（A：头DWI结果；B：透

视荧光吞咽造影检查）

针刺治疗：给予患者透刺吞咽针法治疗。取提舌骨 1、2 穴，提喉骨 1、2 穴，环咽肌穴。每日针刺 1 次，每周连续针刺 6 次，休息 1 天，此为 1 个疗程。

药物治疗：给予患者改善微循环、降糖降脂药物治疗。

治疗结果：治疗 4 个疗程后，患者右侧面部麻木、饮水呛咳、吞咽困难基本缓解，眩晕症状消失，反复唾液吞咽测试达到 4 次，MMSE 量表评分 27 分，Barthel 指数评分 105 分，标准吞咽功能评价量表（SSA）19 分，经口摄食量表（FOIS）达到 3 级。吞咽造影检查显示患者环咽肌开放程度较之前明显增加，会厌谷内造影剂残留明显减少。患者吞咽功能明显改善，鼻饲管拔出，从原来完全不能经口进食，现在可以完全经口进食，而且食物可以多样性。通过透刺吞咽针法配合药物改善脑循环，同时刺激靶向肌肉反馈给脑干中枢加快了患者吞咽功能恢复，取得了很好的效果。

〔病案二〕

患者王某，女，34 岁，于 2017 年 11 月 18 日入院。

主诉：吞咽障碍伴右侧肢体活动不利 15 日。

现病史：患者于半个月前无明显诱因出现右侧肢体活动不利症状，伴有言语略笨，家属立即将其送往大庆油田总医院，经检查后未予以明确诊断，后转入哈尔滨医科大学附属第二医院就诊，行头部 MRI 检查示脑干炎性改变，诊断为"脑干炎"，入院后予以抗炎、丙球冲击等对症治疗，待病情平稳后出院，现患者遗留吞咽障碍、构音障碍、头晕、呃逆、右侧肢体麻木、右侧肢体活动不利，鼻饲饮食，睡眠、二便较差。

查体：神志清楚，构音障碍，双侧瞳孔不等大，右侧霍纳征（＋），双侧眼震（＋），对光反射存在，无中枢性面舌瘫。经临床评估，反复唾液吞咽测试为 2 次，洼田饮水试验 5 级，MMSE 表评分 30 分，Barthel 指数评分 76 分，标准吞咽功能评价量表（SSA）32 分，经口摄食量表（FOIS）1 级。

辅助检查：头 MRI 示脑干见异常信号，透视荧光吞咽造影检查显示患者存在误吸，环咽肌完全不开放，会厌谷少量造影剂残留。

诊断：吞咽障碍，脑干炎。

针刺治疗：给予患者透刺吞咽针法治疗。取提舌骨 1、2 穴，提喉骨 1、2 穴，环咽肌穴。每日针刺 1 次，每周连续针刺 6 次，休息 1 天，此为 1 个疗程。

药物治疗：给予患者改善微循环药物治疗。

治疗结果：治疗 1 周后，患者右侧肢体活动略显笨拙，双侧肢体肌力可达 5 级，头晕、呃逆症状缓解，吞咽障碍稍缓解，反复唾液吞咽测试为 4 次，洼田饮水试验 3 级，标准吞咽功能评价量表（SSA）25 分，经口摄食量表（FOIS）达到 2 级，患者能进食少量牛奶、浓流质食物，声音嘶哑症状稍缓解，双侧眼震稍缓解。治疗 3 周后，患者右侧肢体活动正常，双侧肢体肌力达 5 级，患者吞咽功能明显改善，反复唾液吞咽测试可达

5 次，洼田饮水试验 2 级，饮水时偶有呛咳。生活质量 Barthel 指数评分 85 分，标准吞咽功能评价量表（SSA）19 分，经口摄食量表（FOIS）达到 4 级，吞咽造影检查显示患者环咽肌基本开放，造影剂可顺利通过，会厌谷少量造影剂残留，鼻饲管拔出，患者可进食多样性生活食物。

［病案三］

患者成某，女，48 岁，于 2017 年 8 月 22 日入院。

主诉：饮水呛咳、吞咽困难伴语笨 14 天。

现病史：患者 2 年前无明显诱因出现头晕、健忘、耳鸣，逐渐加重，于 4 月在哈尔滨医科大学附属第一医院行头颈部 MRI，确诊为"神经鞘瘤"，后前往首都医科大学附属天坛医院进一步确诊，于 8 月 7 日行右侧 CPA 入路颈静脉孔区神经鞘瘤切除术，术后出现饮水呛咳、吞咽困难、声音嘶哑等症状。现患者饮水呛咳，吞咽困难，声音嘶哑，乏力，咳痰，色淡黄，病鼻饲饮食，睡眠尚可，二便正常。

查体：神志清楚，语言尚流利，声音嘶哑，双侧瞳孔等大等圆，对光反射存在，双眼球运动灵活，眼震（－），悬雍垂左偏，双侧肢体肌力 4 级，肌张力正常，无脑膜刺激征。临床评估：反复唾液吞咽测试为 2 次，洼田饮水试验 5 级，MMSE 表评分 30 分，Barthel 指数评分 80 分，标准吞咽功能评价量表（SSA）34 分，经口摄食量表（FOIS）2 级。

辅助检查：透视荧光吞咽造影检查显示患者存在误吸，环咽肌开放不完全，会厌谷少量残留。

诊断：吞咽障碍，神经鞘瘤术后。

针刺治疗：透刺吞咽针法：取提舌骨 1、2 穴，提喉骨 1、2 穴，环咽肌穴。每日针刺 1 次，每周连续针刺 6 次，休息 1 天。

治疗结果：治疗 3 周后，患者饮水呛咳明显改善，反复唾液吞咽测试达到 5 次，洼田饮水试验 2 级，标准吞咽功能评价量表（SSA）20 分。拔除鼻饲管，患者能经口进食多种质地的食物或液体，再经两个疗程治疗后，可以完全经口进食，不需要特殊准备，但有特殊食物限制，经口摄食量表（FOIS）2 级。吞咽造影检查示患者环咽肌开放基本正常，会厌谷无造影剂残留。患者声音嘶哑、乏力症状较之前改善，Barthel 指数评分 105 分。

〔病案四〕

患者梅某，女，68 岁，于 2018 年 8 月 30 日入院。

主诉：饮水呛咳伴流涎 10 日。

现病史：患者于 10 日前无明显诱因出现有肢体活动不利，伴饮水呛咳、流涎，不伴有言语障碍，家属将其送至当地医院就诊，行头部 MRI 示多发性脑梗死，给予改善循环、营养神经等对症治疗，具体用药及用量不详，治疗后病情稳定后出院。现患饮水呛咳伴流涎，左下肢活动不利，记忆力减退，饮食尚可，二便尚可，睡眠尚可。

查体：意识清楚，言语流利，右侧口角低垂，双上肢肌力4级，右下肢肌力3级，左侧下肢肌力2级，肌张力尚可，腱反射对称存在，双侧病理征（＋）。吞咽障碍评定：反复唾液吞咽测试达到3次，洼田饮水试验1级，标准吞咽功能评价量表（SSA）17分，经口摄食量表（FOIS）3级，MMSE评分15分。

辅助检查：自带头MRI示多发脑梗死，脑萎缩；标测心电图示ST-T段上移。吞咽造影检查显示患者双侧会厌谷及梨状隐窝处有大量造影剂残留。

诊断：吞咽障碍，脑梗死，高血压，冠心病。

针刺治疗：给予患者透刺吞咽针法治疗。取提舌骨1、2穴，提喉骨1、2穴，双侧大迎、地仓（针刺后使用电针治疗）。每日针刺1次，每周连续针刺6次，休息1天，此为1个疗程。

药物治疗：给予患者改善微循环药物治疗；给予脑苷肌肽静脉点滴；同时给予络活喜口服；同时口服安理申、思考林及脑复康以改善认知功能。

治疗结果：经2个月治疗后，患者吞咽功能明显恢复，流涎症状明显改善，能够自主饮水，偶有呛咳，反复唾液吞咽测试达到4次，洼田饮水试验4级，标准吞咽功能评价量表（SSA）23分，经口摄食量表（FOIS）6级，MMSE评分22分。再次行吞咽造影检查，结果显示患者双侧会厌谷及梨状隐窝处造影剂残留较之前明显减少。

〔病案五〕

患者冯某，女，36岁，于2018年9月17日入院。

主诉：四肢无力伴饮水呛咳、吞咽困难1个月。

现病史：患者于1个月前无明显诱因出现四肢活动不利，伴饮水呛咳、吞咽困难，不伴有言语障碍，家属将其送至当地医院就诊，最终确诊为吉兰巴雷综合征，给予激素、营养神经等对症治疗（具体用药及剂量不详），经治疗病情稳定后出院。现患者遗留双下肢活动不利、饮水呛咳、吞咽困难，鼻饲饮食，二便尚可，睡眠尚可。

查体：意识清楚，言语略笨，双上肢肌力4级，双下肢肌力3级，肌张力尚可，腱反射对称减弱，双侧病理征（－）。吞咽障碍评定：反复唾液吞咽测试达到3次，洼田饮水试验2级，标准吞咽功能评价量表（SSA）16分，经口摄食量表（FOIS）3级。

辅助检查：自带头MRI示多发脑梗死，脑萎缩；标测心电图示ST–T段上移。吞咽造影检查显示患者双侧会厌谷及梨状隐窝处有大量造影剂残留。

诊断：吉兰巴雷综合征。

针刺治疗：给予患者透刺吞咽针法治疗。取提舌骨1、2穴，提喉骨1、2穴，环咽肌穴，双侧大迎、地仓（针刺后使用电针治疗）。每日针刺1次，每周连续针刺6次，休息1天，此为1个疗程。

药物治疗：给予患者营养神经药物治疗。

治疗结果：经 2 个月治疗后，患者吞咽功能基本恢复正常，饮水呛咳症状明显改善，能够自主饮水，偶有呛咳，能够独立进食多种质地的食物，反复唾液吞咽测试达到 4 次，洼田饮水试验 4 级，标准吞咽功能评价量表（SSA）24 分，经口摄食量表（FOIS）6 级。再次行吞咽造影检查，结果显示患者双侧会厌谷及梨状隐窝处造影剂残留较之前明显减少。

四、吞咽障碍的特殊针刺治疗

李晓宁教授经过大量临床实践总结，创新性地提出"三区三线"理论，自创了以下几个治疗吞咽障碍的特效穴位。

"三区"是根据与吞咽有关的解剖结构相关功能，将颈前区分成颈前 1、2、3 区。

"三线"是根据本病发生和心、肾、胃三个脏腑的密切关系，以及心经、肾经、胃经在颈部的经络走行，归纳出的心经线、肾经线和胃经线。

"颈前区五穴"是取"三区"与"三线"的交叉点及与吞咽有关的重要解剖结构点作为治疗吞咽障碍的穴位（图 1-2）。

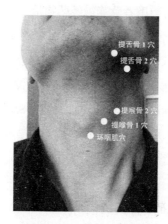

图 1-2　颈前五穴

1. 提舌骨 1 穴

定位：位于颈部，前正中线旁开 1 寸，下颌骨下方凹陷处。

解剖结构：依次为皮肤、皮下组织，浅层为颈阔肌，中层为下颌舌骨肌，深层为颏舌肌，内有颏下静脉、面动脉、面静脉分支，浅层有舌下神经，深层有舌神经。

主治：舌骨向前上提拉无力引起的吞咽障碍。

操作：直刺 0.5～0.8 寸。

注意：针刺时注意角度，以免伤及面动脉。

2. 提舌骨 2 穴

定位：位于颈部，舌骨大角后凹陷处。

解剖结构：依次为皮肤、皮下组织，浅层为颈阔肌，中层为咽中缩肌，深层为喉腔，有颈内动脉分支舌动脉、颈静脉分支、喉上神经分支。

主治：咽中缩肌收缩无力引起的吞咽障碍，以及迷走神经喉部分支损伤引起声音嘶哑症状。

操作：押手避开颈内动脉，向舌骨大角侧直刺 0.3 ～ 0.5 寸。

注意：避开颈内动脉。

3. 提喉骨 1 穴

定位：位于颈部，喉结直下 0.5 寸，甲状软骨下缘，前正中线旁开 1 寸。

解剖结构：依次为皮肤、皮下组织，浅层为颈阔肌，中层为胸骨舌骨肌、甲状舌骨肌，深层为咽下缩肌，有甲状腺上动静脉、喉上神经分支。

主治：咽下缩肌收缩无力引起的吞咽障碍。

操作：向外上方 30° 斜刺 0.5 ～ 0.8 寸。

注意：不宜向外侧方向深刺，以免伤及甲状腺上动脉，防止过深伤及血管形成血肿，发生呼吸困难。

4. 提喉骨 2 穴

定位：位于颈部，甲状软骨前正中线中点旁开 2 寸。

解剖结构：依次为皮肤、皮下组织，浅层为颈阔肌，中层为肩胛舌骨肌、甲状舌骨肌，深层为咽下缩肌、梨状隐窝，有甲状腺上动脉、甲状腺上静脉、喉上神经分支。

主治：咽下缩肌收缩无力导致的吞咽障碍。

操作：向外上方 30° 斜刺 0.5 ～ 0.8 寸。

注意：不宜向外侧方向深刺，以免伤及甲状腺上动脉及颈动脉。

5. 环咽肌穴

定位：位于颈部，环状软骨弓前正中线中点旁开 0.2 寸，为颈前 2 区下线与肾经线的交点。

解剖结构：依次为皮肤、皮下组织，浅层为颈阔肌，深层为环甲肌，有甲状腺上动脉分支、甲状腺上静脉分支、喉上神经分支、喉返神经。

主治：迷走神经喉上神经及喉返神经损伤引起的声音嘶哑症状，以及环咽肌失弛缓导致的吞咽障碍。

操作：向外 30°斜刺 0.5 ～ 0.8 寸。

注意：不宜向外侧方向深刺，以免伤及甲状腺上动脉及颈动脉。

五、理论基础

中医理论认为吞咽障碍与心、肾、胃脏腑功能失调有关，提舌骨 1 穴位于心经线上，针刺可恢复心神之司以充元神；提喉骨 1 穴和环咽肌穴位于肾经线上，针刺可恢复肾气司舌骨抬举和会厌开阖之功能；提喉骨 2 和提舌骨 2 穴位于胃经线上，有降胃气之功效，诸穴合用能够调和脏腑气血。在准确的选择治疗穴位的基础上，要注重针刺手法的量化，达到增加穴位功效的目的。针灸治疗吞咽障碍以透刺为主，主张用三才进针法，关刺至筋，以筋带肉，从而激发颈部经气，"通关过节"，关节通利则咽喉肌肉力量恢复，则饮水不呛。速刺进针速度较快，配合快速捻转手法，刺激量较大，能够迅速激发经气，使经气直达病所。

现代医学认为，咽部与吞咽相关的神经和肌肉功能异常，导致舌骨喉吞咽时向前向上提拉无力，咽缩肌群收缩顺序紊乱，从而引起吞咽障碍。首先，针刺能激活与吞咽相关周围神经，促进吞咽反射重建。针刺产生的兴奋通过传入神经元到达中间神经元，并最终到达效应器（肌肉），使效应器发生反应或反应增强，即恢复了大脑皮质对皮质脑干束的正常调节，从而使被破坏了的神经反射弧重新建立起来，病变的神经组织功能逐步恢复。其次，针刺能恢复舌骨喉复合体提拉动力，促进吞咽靶器官功能恢复。"透刺吞咽针法"取穴均位于咽部，舌骨喉复合体向前向上提拉运动为吞咽动作的启动提供动力，针刺提舌骨和提喉骨穴可以增加舌骨和喉提升过程中相应肌肉的肌力，促进舌骨喉复合体上提；针刺环咽肌穴能够促进环咽肌功能恢复，改善吞咽功能。

经临床实践，透刺吞咽针法能够治疗各种类型的吞咽障碍，但治疗中应注意不同类型的吞咽障碍患者应区别对待。以上五例患者，虽均有吞咽障碍的症状，但原发病不同，分属脑血管疾病、颅内感染后遗症、手术后损伤、周围神经系统疾病等，临床症状也属于吞咽障碍的不同类型，因此，治疗中应根据不同患者的具体情况分别予以对待。患者林某的脑梗死病灶位于脑干，为真性延髓麻痹导致的吞咽障碍，因此治疗中应配合改善循环药物治疗；患者成某是由于手术直接损伤导致的吞咽障碍，重点在于营养神经药物治疗；王某、冯某是由于颅内感染及吉兰巴雷综合征导致的吞咽困难，因此治疗中首先应治疗原发疾病；患者梅某因病灶位于大脑半球，且年纪偏大，伴有脑萎缩，认知功能降低，因此治疗中应配合改善脑功能药物的治疗手段，改善其认知功能，从而促使吞咽功能的恢复。

第二章　脊髓损伤

脊髓损伤（spinal cord injury）指由于外界直接或间接因素导致脊髓损害，在损害的相应节段出现各种运动、感觉和括约肌功能障碍，肌张力异常，自主神经功能障碍及病理反射等的相应改变。脊髓损伤的程度和临床表现取决于原发性损伤的部位和性质。外力直接或间接作用于脊髓会造成脊髓的直接性损伤，外力所造成的脊髓水肿、椎管内小血管出血形成血肿、压缩性骨折以及破碎的椎间盘组织等也会形成脊髓压迫，进一步损害脊髓。大部分脊髓损伤的病因为外伤导致，包括：①交通事故：目前交通事故是导致脊髓损伤的首要原因；②高处坠落：楼房建设施工坠落，可造成颈髓损伤，胸腰、腰椎骨折伴脊柱、脊髓损伤；③工矿事故及自然灾害，矿山作业被掉下的重物砸伤肩背部，地震建筑物倒塌砸伤；④体育意外；⑤生活中损伤；⑥锐器伤；⑦火器伤等。

一、分类与诊断

（一）分期与分型

1. 脊髓震荡

脊髓震荡即脊髓损伤后出现短暂性功能抑制状态。大体病理无明显器质性改变，显微镜下仅有少许水肿，神经细胞和神经纤维未见破坏现象。临床表现为受伤后损伤平面以下立即出现迟缓性瘫痪，经过数小时至两天，脊髓功能即开始恢复，且日后不留任何神经系统的后遗症。

2. 脊髓休克

脊髓遭受严重创伤和病理损害时即可发生功能的暂时性完全抑制，可持续数小时至数周，脊髓损伤部位越低，其持续时间越短。临床表现以迟缓性瘫痪为特征，各种脊髓反射包括病理反射消失及二便功能均丧失。其全身性改变，主要有低血压或心排出量降低、心动过缓、体温降低及呼吸功能障碍等。脊髓休克期结束后，如果损伤平面以下仍然无运动和感觉，说明是完全性脊髓损伤。

根据损伤的部位不同，其相应的临床表现也有差异。

（1）高颈髓段损伤：表现为损害平面以下各种感觉缺失，四肢表现为痉挛性瘫痪，括约肌障碍，四肢和躯干无汗。

（2）颈膨大损伤：表现为两上肢迟缓性瘫痪，双下肢痉挛性瘫痪，损伤平面以下各种感觉消失，可有尿便障碍。

（3）胸髓损伤：表现为损伤平面以下各种感觉缺失，双下肢呈痉挛性瘫痪，括约肌障碍，受损节段常有束带感。

（4）腰膨大损伤：表现为双下肢迟缓性瘫痪，双下肢及会阴部感觉障碍，括约肌障碍。

（5）脊髓圆锥损伤：四肢表现正常，肛门和会阴部感觉障碍，肛门反射消失，性功能障碍。

（二）临床诊断

临床中根据受伤史、截瘫、感觉障碍、括约肌障碍以及临床辅助检查即可诊断脊髓损伤。

1. 肌力

临床上检查肌力有助于判断患者脊髓损伤程度的轻重，以及在治疗过程中检查患者的恢复情况，临床上肌力共分为6级。①0级：肌肉完全瘫痪，毫无收缩；②1级：可看到或者触及肌肉轻微收缩，但不能产生动作；③2级：肌肉在不受重力影响下，可进行运动，即肢体能在床面上移动，但不能抬高；④3级：在和地心引力相反的方向中尚能完成其动作，但不能对抗外加的阻力；⑤4级：能对抗一定的阻力，但较正常人低；⑥5级：正常肌力。

2. 肌张力

肌张力的大小是区分迟缓性瘫痪与痉挛性瘫痪的重要指标之一，病理性肌张力分为肌张力低下和肌张力增高。肌张力低下表现为肌肉松弛时，被活动肌体所遇到的阻力减退，肌内缺乏膨胀的肌腹和正常的韧性而松弛；肌张力增高表现为肌肉较硬，被动运动时阻力增加，关节活动范围缩小。

3. 腱反射

当患者处于脊髓休克期或者肢体处于迟缓性瘫痪时，表现为腱反射减弱，痉挛性瘫痪患者表现为腱反射亢进。一般认为腱反射恢复时，脊髓功能趋于正常的表现。

4. 感觉

通过确定患者感觉的异常平面，能初步判定患者脊髓损伤的节段，由此进一步判断患者的预后。

（三）辅助检查

1. X 线检查

常规拍摄脊柱正侧位，必要时照斜位。阅片时测量椎体前部和后部的高度与上下邻椎相比较；测量椎弓根间距和椎体宽度；测量棘突间距及椎间盘间隙宽度并与上下邻近椎间隙相比较；测量正侧位上椎体高度。X线片基本可确定骨折部位及类型。

2. CT 检查

脊柱 CT 检查有利于判定移位骨折块侵犯椎管的程度，并确定脊髓的具体节段，帮助临床医师判断患者脊髓损伤的程度及预后。

3. 磁共振检查

磁共振检查对判定脊髓损伤状况极有价值。MRI 可显示出脊髓损伤早期的水肿、出血情况，并可显示脊髓受压、脊髓不完全性损伤或脊髓横断等损伤，直观反映患者脊髓损伤的具体情况。通过 MRI，医师可以对患者脊髓受损的具体位置、损伤程度有很明确的了解，从而进一步制定合理的治疗方案，并精确把握患者的预后情况。

二、脊髓损伤后小便障碍

人体的初级排尿中枢处于脊髓，控制膀胱逼尿肌和尿道括约肌的协同收缩与扩张，膀胱的感觉冲动通过上行神经纤维到达高级排尿中枢，而后通过下行神经纤维将冲动传导到初级排尿中枢，而脊髓是上行性神经纤维与下行性神经纤维的共同通路。正常的排尿反射受盆神经（由第 2～4 对骶神经发出）、腹下神经（腰段脊髓侧角发出）、阴部神经（由第 2～4 对骶神经前角发出）支配，大脑高级中枢通过对脊髓排尿中枢的调控作用来随意调节排尿活动。脊髓损伤后，脊神经所支配的神经活动失去正常的调节作用，因此产生譬如尿潴留、尿失禁等临床症状。脊髓损伤后，在脊髓休克期，由于脊髓排尿中枢失去了上游高级神经中枢的调控作用，表现为尿潴留；后期脊髓休克逐渐解除后，当脊髓反射出现时，表现为无抑制性神经源性膀胱，出现尿失禁。

1. 诊断标准

诊断标准需同时符合脊髓损伤和排尿障碍的诊断标准。

（1）脊椎损伤诊断标准：具有明确的脊髓损伤病史，符合美国脊髓损伤协会（ASIA）的脊髓损伤神经分类标准。

（2）排尿障碍诊断标准：脊髓损伤之后出现排尿功能障碍，如尿频、尿急、尿痛、耻骨上区疼痛、排尿迟缓或排尿等待、排尿困难、尿潴留、尿失禁、尿后滴漏、遗尿、尿不尽等。

2. 量表评估

（1）排尿日记：可以提供的信息有非自主排尿次数、每次排尿的时间和体积或置管的时机、24小时尿量、膀胱排空过程中尿量的变化、排尿和尿失禁间隔、液体摄入。病人需要置入清洁间歇导尿管（CIC）时，临床医生也可以根据排尿日记评估残余尿量（PVR）。患者使用清洁间歇导尿术时，排尿日记能在波动的排尿次数中确定最优导管置入频率的采用。

（2）问卷调查：通过对患者溢尿次数、溢尿时间以及溢尿量的问卷调查，简要评估患者小便的基本情况。经认证的问卷调查提供了一个临床宝贵的资源，因此建立全球范围的研究数据库收集这些数据是必须的。神经性膀胱功能障碍症状评分问卷包含适合于脊髓损伤患者的心理评估的问题。2010年的一系列报道表示，qualiveen问卷调查在评估脊髓损伤患者的生活质量方面具有很好的价值。由于均将病人的膀胱、肠道和性功能等的重要性纳入考虑，该问卷能够同时在一个患者身上综合评估这些因素的作用。问卷调查对全面评估病人的各种因素及其对SCI患者总体生活质量的影响是必要的。

3. 体格检查

体格检查是公认的检查SCI后患者神经功能的方法，可以测试双侧会阴部的轻触觉和疼痛，以肛肠指诊的增强和抵抗的程度测试骨盆肌肉的自主收缩力和下尿路相关的反射，可以为评估与下尿路功能相关的周围神经功能以及周围神经和中央神经系统结构改变提供有利信息。这些体格检查能够确认解剖定位和神经病变的程度。

4. 实验室检查

（1）尿动力学检测：是应用流体力学和电生理学的基本原理和方法，根据尿路各部位的解剖特点，检测尿路各部位的尿液流率、压力以及生物电活动，从而了解尿路排送尿液的功能及机制。尿流动力学检查可以获得病患尿道括约肌的长度及压力分布、膀胱储尿及排尿时膀胱内的压力变化、逼尿肌和括约肌的协调程度及排尿时的尿流率，还可检查了解压力性尿失禁患者用力时膀胱压超过尿道压的生理过程。尿动力学检测亦可以用来了解患者储尿及排尿的动态过程，在临床上可以直接探究病患产生泌尿系症状时的生理状况。

（2）膀胱测压：是在标准化的膀胱充盈、排尿或漏尿过程中进行的膀胱内的压力测试，这是 SCI 患者最重要的泌尿参数。压力–流量研究（即测量尿流的同时测量逼尿肌压力）能够同时提供评估原发性高血压患者新发糖尿病（NOD）的几个功能参数。因为这种单通道膀胱测压设备经济实惠，物美价廉，使得这样一个能够获取众多信息的对排尿功能障碍患者极其有利的检查方式变得越来越普遍。

三、脊髓损伤后大便障碍

排便活动亦受大脑控制。排便中枢位于脊髓腰骶段，当脊髓受损，相应的传导通路被阻断，排便中枢失去与大脑的联系，因此表现为排便障碍。脊髓损伤患者的自主神经功能受损，从而出现排便异常。在早期脊髓休克状态下，肛门括约肌失去控制，患者往往表现出控制不住排便或无感觉性排便，此时期持续过后则转为便秘。由于肢体活动不利，长期卧床，缺乏必要的活动，肠道蠕动抑制，后期可产生便秘，甚至发为肠梗阻。

四、典型病案

[病案一]

患者邱某，男，53岁，于2018年6月11日入院。

主诉：双下肢活动不利1个月。

现病史：患者于1个多月前遭遇车祸后出现双下肢活动不利，伴有双下肢感觉障碍，全身多处疼痛，立刻就诊于当地医院，给予对症处置，但因当地医院条件有限，家人立刻将其转至北京积水潭医院行影像学检查，示 $C_{6\sim7}$ 骨折脱位，C_6、C_7 椎体及附件骨折，T_{12}、L_1 椎体及附件骨折，$L_{2\sim4}$ 横突骨折，右侧第12肋骨骨折，双肺挫伤，双侧胸腔积液，建议住院手术治疗，遂立刻转至北京朝阳急诊抢救中心住院，于住院后第3天及第12天分别行颈椎侧块螺钉、胸椎锥弓根螺钉内固定及腰椎复位、锥弓根钉棒系统内固定、置管引流术等手术，病情平稳后给予营养神经、康复等对症治疗，病情好转后出院。现患者仍有双下肢活动不利、尿便障碍，为求进一步系统中医治疗故今日来我院就诊，门诊以"痿病"收入我科，病程中患者饮食可，睡眠可，二便障碍。

查体：双下肢肌力3级，双下肢肌张力低，受伤节段以下感觉减退，生理反射存在，膝腱反射消失，Babinski征未引出，查多克征（Chadock征）未引出，戈登征（Gordon征）未引出，脑膜刺激征（-），颈强（-），布鲁辛斯基征（Brudzinski征）（-），克尼格征（Kernig征）（-）

辅助检查：自带腰椎MRI示$T_{10\sim12}$骨折。

诊断：脊髓损伤。

针刺治疗：取双侧$C_5\sim T_1$、T_8、T_9、L_4、L_5夹脊穴，髀关（双侧），血海（双侧），阳陵泉（双侧），悬钟（双侧），解溪（双侧），太冲（双侧），八风（双侧）。以0.25mm×40mm的针灸针进行针刺治疗。患者取俯卧位或侧卧位，针刺部腧穴常规消毒后，向内斜刺0.5寸，针柄接电针仪导线，同1组导线连接同侧1对夹脊穴，正极在上，负极在下。采用KWD-808型脉冲电针仪，用密波，输出强度以患者自觉麻胀感为度。下肢穴位均常规针刺，针刺结束后，髀关与血海一组，阳陵泉与悬钟一组，解溪与太冲一组，连接电针仪，正极在上，负极在下，用疏波，输出强度以双下肢瘫痪肌肉出现收缩为度。每日1～2次，每次30分钟，6次后休息1日。

治疗效果：经过1年余的针刺治疗，患者肢体运动功能已恢复正常，小便稍差，大便恢复正常。患者神志清楚，言语流利，查体合作，双侧瞳孔等大同圆，对光反射可，双侧眼球活动自如，四肢肌力5级，肌张力正常，双侧腱反射对称存在，左下肢 Babinski 征（＋）。

[病案二]

患者周某，男，2018 年 11 月 8 日入院。

主诉：双下肢活动不利 14 日。

现病史：患者于 14 日前颈部被公交车门挤压，于哈尔滨医科大学附属第二医院治疗（具体用药及方案不详），现患者遗留双下肢活动不利，吞咽障碍，声音嘶哑，饮食尚可，睡眠一般，二便正常。

查体：神志清楚，言语流利，双侧瞳孔等大同圆，对光反射存在，双上肢肌力正常，肌张力尚可，双下肢肌力 4 级，肌张力低，双侧腱反射活跃，声音嘶哑，饮水呛咳。

辅助检查：自带颈椎 CT 示 $C_{4\sim6}$ 骨折，现由钢钉固定。

诊断：脊髓损伤；吞咽障碍。

针刺治疗：取双侧损伤节段上下夹脊穴共四对，以及髀关（双侧）、血海（双侧）、阳陵泉（双侧）、悬钟（双侧）、解溪（双侧）、太冲（双侧）、八风（双侧）。操作方法同病案一。用透刺吞咽针法治疗吞咽障碍（详见第一章）。

治疗结果：患者治疗 1 个月后，双下肢肌力接近 5 级，肌张力正常，双侧腱反射存在，吞咽障碍恢复正常，患者声音嘶哑症状明显改善。

〔病案三〕

患者吴某，男，2017年7月18日。

主诉：双下肢活动不利1个月。

现病史：患者于1个月前因车祸损伤颈椎，在当地医院诊断为脊髓损伤，于7月6日转入哈尔滨医科大学附属第一医院行颈椎手术，现患者双下肢不能活动，损伤平面以下感觉缺失，饮食尚可，睡眠一般，二便障碍。

查体：神志清楚，言语流利，双侧瞳孔等大同圆，对光反射存在，四肢肌力0级，肌张力低，双侧腱反射消失，双下肢Babinski征未引出，Chadock征未引出，Gordon征未引出，脑膜刺激征（–），颈强（–），Brudzinski征（–），Kernig征（–）。

辅助检查：自带颈椎核磁示 $C_{3\sim6}$ 骨折。

诊断：脊髓损伤，二便障碍。

针刺治疗：取双侧损伤节段上下夹脊穴共四对，以及肩髃（双侧）、臂臑（双侧）、曲池（双侧）、手三里（双侧）、外关（双侧）、八邪（双侧）、髀关（双侧）、血海（双侧）、阳陵泉（双侧）、悬钟（双侧）、解溪（双侧）、太冲（双侧）、八风（双侧）。操作方法同病案一。

药物治疗：博司捷注射液静点。

治疗结果：患者治疗6个月后，患者四肢肌力可达2级，四肢腱反射消失，二便稍有感觉；继续上述治疗方案6个月后，患者二便好转，有排尿及排便感觉，但仍旧无法控制。

五、脊髓损伤后遗症的针刺治疗

1. 脊髓损伤针刺治疗

取穴：①病灶上下双侧夹脊穴；②上肢：肩髃（双侧）、臂臑（双侧）、天井（双侧）、曲池（双侧）、手三里（双侧）、外关（双侧）、八邪（双侧）；③下肢：髀关（双侧）、血海（双侧）、阳陵泉（双侧）、悬钟（双侧）、解溪（双侧）、太冲（双侧）、八风（双侧）。

操作：按常规针刺即可。

2. 脊髓损伤后小便障碍针刺治疗

取穴：八髎穴、中极。

操作：以 0.35mm×50mm 的针灸针进行针刺治疗。患者取俯卧位或侧卧位进行取穴，针刺部腧穴常规消毒后，八髎穴直刺 0.5～1 寸，针柄接电针仪导线，上髎、中髎为一组，次髎、下髎为一组，正极在上，负极在下。采用 KWD-808 型脉冲电针仪，用密波，输出强度以患者自觉麻胀感为度。中极直刺 1～1.5 寸。每日 1 次，每次 30 分钟，每 6 次后休息 1 日，1 周为 1 个疗程。

3. 脊髓损伤后大便障碍针刺治疗

取穴：中脘、天枢（双侧）、大横（双侧）、上巨虚（双侧）、足三里（双侧）。

操作：以 0.25mm×40mm 的针灸针进行针刺治疗。患者取仰卧位进行取穴，针刺部腧穴常规消毒后，直刺 0.5 ~ 1 寸，针刺得气后，针柄接电针仪导线，双侧大横为一组，双侧天枢为一组，上巨虚与足三里一组，正极在上，负极在下。采用 KWD-808 型脉冲电针仪，用疏波，输出强度以局部肌肉出现收缩为度。每日 1 次，每次 30 分钟，每 6 次后休息 1 日，4 周为 1 个疗程。

六、理论基础

中医学认为急性脊髓损伤导致的截瘫属于"体惰""风痱"和"痿证"的范畴，认为截瘫是由于督脉受损导致经脉不通，阴阳失调，气血不达四末，筋脉肌肉失于气血濡养而致痿废不用。夹脊电针可以发挥夹脊穴针刺与电针的双重治疗作用，提高临床疗效。夹脊穴内夹督脉，外循膀胱经，因此针刺夹脊穴可通调一身之阳气，疏通督脉。夹脊穴位于人体背部，与背俞穴相邻，针刺夹脊穴又可以调和脏腑气血，使全身气血流通。现代医学认为，夹脊穴附近有脊神经后支走行，局部的椎旁神经节又相连形成交感神经干，针刺夹脊穴不但可以影响脊神经后支，而且可以刺激交感神经干，通过脊神经和交感神经的神经体液调节作用，发挥促进机体功能改善的作用。小便障碍的病机为督脉及膀胱经受损。膀胱功能由骶神经支配，八髎穴下有骶神经分支通过，针刺八髎穴能疏通局部气血，促进膀胱功能恢复。大便障碍的病位在结肠和直肠，基本病机是大肠传导不利，而胃气的降浊作用推动着这个过程，因此便秘与胃和大肠的功能是否完整息息相关。中脘位于胃之上，且为胃之募穴，天枢位于足阳明胃经，且为大肠的募穴，临床上多用于治疗消化系疾病；大横属足太阴脾经，脾胃相表里，天枢与大横又位于腹部，因此针刺此二穴，可以疏通脾胃经气，使气机畅通，同时刺激局部神经肌肉兴奋性，提高肠蠕动能力；足三里为胃经合穴，"合治内腑"，上巨虚为大肠下合穴，下合穴是治疗六腑病症的主要穴位，因此针刺足三里、上巨虚能调理脏腑功能，改善胃与大肠的生理功能。

第三章　面瘫

面瘫相当于西医学的面神经炎，常由非特异性炎症引起，病变部位是茎乳孔内的面神经，是临床上非常多见的病症。目前面神经炎的病因仍未明确，多认为是微循环障碍、病毒感染及自主神经功能不稳定等原因导致面神经水肿、脱髓鞘及轴突变性。

一、分类与诊断

（一）面神经走行及支配情况

面神经自小脑中脚下缘出脑后，进入内耳门，穿过内耳道底入面神经管，出茎乳孔向前进入腮腺，面神经在腮腺内交织组成腮腺丛，自腮腺边缘呈辐射样发出 5 条分支，支配面部表情肌。根据解剖部位由上而下，分为颞支（支配额肌和眼轮匝肌）、颧支（支配眼轮匝肌及颧肌）、颊支（支配颊肌、口轮匝肌及其他口周围肌）、下颌缘支（支配下唇诸肌）、颈支（支配颈阔肌）。

（二）分类及鉴别

根据发病部位，面瘫可分为中枢性和周围性两种。周围性面瘫与中枢性面瘫均属于面神经病变，二者均具有面肌运动障碍，只是病变部位不同，其病因也有差异，具体鉴别见表2。

表2　周围性与中枢性面瘫鉴别表

	周围性面瘫	中枢性面瘫
神经元的部位	同侧下运动神经元	对侧上运动神经元
常见病因	面神经炎	脑血管疾病及脑部肿瘤
面瘫程度	重	轻
面瘫范围	全肌面瘫	眼裂以下面肌瘫
蹙额皱眉	不能完成	正常
眼闭合不全	明显	正常或轻
角膜反射	减退或消失	正常

面神经损害部位的不同可出现不同的临床症状。

（1）膝状神经节前损害，因鼓索神经受累，出现同侧舌前2/3味觉减退或消失；膝状神经节病变除表现有面神经麻痹、听觉过敏和舌前2/3味觉障碍外，还有乳突部疼痛、耳郭和外耳道感觉迟钝、外耳道和鼓膜上出现疱疹，称Ramsay Hunt综合征，系带状疱疹病毒所致。

（2）镫骨肌神经以上受累，出现舌前2/3味觉消失及听觉过敏，过度回响。

（3）茎乳孔附近病变，则出现上述典型的周围性面瘫体征和耳后疼痛。起病1～2周开始恢复，1～2个月症状明显好转或痊愈。少数面神经麻痹恢复不全者可产生瘫痪肌痉挛、面肌痉挛或联带运动，如瘫痪肌挛缩可引起患者眼裂缩小，唇沟加深，口角反牵向患侧。联带运动使患者瞬目时患侧上唇轻微颤动，露齿时患侧眼睛不自主闭合或试图闭眼时患侧额肌收缩，咀嚼时患侧眼睛流泪（鳄眼征）或颞部皮肤潮红、发热、出汗等。

（三）分期诊断

（1）早期（急性期）：发病开始至 14 天。

（2）中期（恢复期）：15 天至 6 个月（发病半月至面肌联带运动出现）。

（3）后遗症期（联动期和痉挛期）：发病 6 个月以后（面肌联带运动出现以后）。

（四）临床检查

面瘫的体格检查可分为静止检查和运动检查两个方面，前者包括茎乳突、额部、眼、耳、面颊、口、舌的检查，后者包括抬眉运动、皱眉、闭眼、示齿、耸鼻、努嘴、鼓腮等检查。

1. 静止检查

（1）茎乳突：检查茎乳突是否疼痛。

（2）额部：检查左右两边额部皮肤皱纹是否相同、变浅或消失。

（3）眼：检查眼裂的大小，两侧是否对称、变小或变大；上眼睑是否下垂，下眼睑是否外翻，眼睑是否抽搐、肿胀；是否有眼结膜充血溃疡、流泪、干涩等不适症状。

（4）耳：检查外耳及听觉的变化。

（5）口：检查口角是否对称、下垂或上提；口唇有无肿胀；人中是否偏斜。

（6）舌：检查舌的大小及位置，味觉是否正常。

（7）面颊：检查面颊部有无抽搐，两侧是否对称；两侧鼻唇沟是否一致，有无深浅的变化，有无面肌的僵硬、麻木或萎缩。

2. 运动检查

（1）抬眉运动：检查枕额肌额腹的运动功能。

（2）皱眉：检查皱眉肌功能是否正常。

（3）闭眼：检查眼睛的闭合程度，同时观察闭眼时有无提口角的运动。

（4）耸鼻：观察压鼻肌是否有皱纹，两侧上唇运动幅度是否相同。

（5）示齿：检查口裂是否变形，两侧口角运动幅度、上下牙齿暴露的数目及高度是否相同。

（6）努嘴：检查努嘴的形状是否对称，两侧口角至人中的距离是否相同。

（7）鼓腮：主要检查口轮匝肌的运动功能。

（五）辅助检查

1. 电生理检查

面神经传导速度（NCV）、面部肌电图（EMG）检查是针对面瘫常用的评价方法。通过面神经电生理潜伏期及最高波幅的变化，反映面神经的损伤程度，从而确定面瘫的轻重程度及预计疗程和预后。

2. 实验室检查

（1）血液常规检查：血白细胞计数及分类多数正常，但部分已经用过糖皮质激素的患者，白细胞总数会升高。病毒感染者淋巴细胞升高，中性粒细胞减低。

（2）生化检查：空腹血糖升高者应确认患者是否有糖尿病，使用糖皮质激素需注意血糖。

（3）免疫学检查：即细胞免疫和体液免疫检查。对于明确有疱疹出现或患侧颈枕部疼痛明显而无疱疹出现者，发作2次或以上面神经麻痹的患者，常规做免疫球蛋白、补体、T细胞亚群检测。

（4）脑脊液检查：周围性面瘫应做腰穿脑脊液检查，呈现蛋白、细胞分离可资鉴别。

（5）其他特殊检查：怀疑莱姆病、麻风病感染，可结合临床其他表现如皮肤红斑、器官侵犯变形和流行病学特点检测血中螺旋体特异抗体和麻风杆菌等。

二、典型病案

[病案一]

患者王某，女，31岁，于2018年10月10日入院。

主诉：右侧口角㖞斜2日。

现病史：该患者于 2 日前无明显诱因出现右侧额纹变浅，右侧眼睑闭合不全，右侧口角稍低，遂就诊于我科门诊。患者现右侧口角㖞斜，喝水时右侧流口水，伴有右侧额纹变浅，右侧鼻唇沟变浅，饮食如常，睡眠尚可，二便正常。

查体：神志清楚，言语流利，查体合作，双侧瞳孔等大同圆，对光反射存在，右侧额纹变浅，右侧眼裂变大，直径 0.3cm，示齿时右侧口角较左侧稍低，伸舌居中，四肢肌力、肌张力正常，腱反射对称存在，生理反射存在，病理征未引出。

辅助检查：面神经肌电图示右侧面神经运动传导潜伏期较对侧显著延长，波幅较对侧显著降低。提示右侧面神经中度损害。

诊断：面瘫。

针刺治疗：面部透刺针法治疗。

药物治疗：给予患者地塞米松注射液静脉点滴以减轻神经水肿，同时口服钙片。

治疗结果：治疗 2 周后，患者双侧额纹及鼻唇沟基本对称，示齿时右侧口角基本与左侧持平，饮水时右侧口角流水症状消失。再次行面部肌电图检查，结果显示，右侧面神经运动传导潜伏期较对侧稍延长，波幅较对侧轻度降低。再巩固治疗 5 天后，患者痊愈出院。

〔病案二〕

患者李某，女，65 岁，于 2017 年 11 月 8 日入院。

主诉：左侧口眼㖞斜1月余。

现病史：该患者于1个月前无明显诱因出现左侧额纹消失，左侧眼睑闭合不全，就诊于当地医院，行头颅CT检查未见异常，给予营养神经、针刺、理疗及对症治疗，病情未见明显好转，患者现左侧口角㖞斜，喝水时左侧流口水，伴有左侧额纹变浅，左侧鼻唇沟变浅，眼裂变大，为求系统治疗特来我院就诊，病程中患者饮食如常，睡眠尚可，二便正常。

查体：神志清楚，言语流利，查体合作，双侧瞳孔等大同圆，对光反射存在，左侧额纹消失，鼻唇沟变浅，左侧眼裂变大，直径0.7cm，示齿时左侧口角低垂约1cm，左侧面部麻木感，伸舌居中，四肢肌力、肌张力正常，腱反射对称存在，生理反射存在，病理征未引出。无脑膜刺激征，胸廓对称，心律齐，双肺呼吸音清，未闻及干湿啰音，全腹软，肝脾肋下未触及，无压痛及反跳痛，双下肢无浮肿。

辅助检查：面神经肌电图示，左侧面神经运动传导潜伏期较对侧显著延长，波幅较对侧显著降低。这提示左侧面神经中度损害。

诊断：面瘫。

针刺治疗：牵正针法配合毫针针刺治疗（图3-1）。

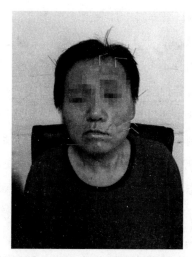

图 3-1 患者李某针刺图

药物治疗：口服弥可保片。

治疗结果：治疗 2 周后，患者左侧额纹变浅减轻，鼻唇沟变深，左侧眼裂直径 0.6cm，示齿时左侧口角低垂约 0.7cm，饮水时左侧口角流水症状消失，左侧面部麻木感明显改善。治疗 8 周后左侧额纹变浅已消失，双侧鼻唇沟对称，示齿时左侧口角低垂已基本消失，口角流水消失。面神经肌电图示，左侧面神经运动传导潜伏期较对侧延长，波幅较对侧降低约 20%。

〔**病案三**〕

患者赵某，女，54 岁，于 2017 年 8 月 15 日入院。

主诉：左侧口角㖞斜 2 个月。

现病史：该患者因情志不畅后又外感风邪，于 2 个月前出现左侧口角㖞斜，病程中伴有左侧额纹消失，左眼闭合不全，左侧鼻唇沟变浅，示齿时口角偏向右侧，左耳后疼痛，不伴有眩晕，无意识障碍及肢体活动不利。曾于当地医院就诊，予以消炎、脱水、中药汤剂、针灸等治疗，具体用药及用量不详，未见明显好转。今为求进一步中西医结合系统治疗，故来我院，门诊以"面神经炎"收入我病区。现患者左侧额纹消失，左侧鼻唇沟变浅，左侧口角低垂，二便正常，睡眠尚可。

查体：神志清楚，言语流利，查体合作，双侧瞳孔等大同圆，对光反射存在，右侧额纹变浅，右侧鼻唇沟消失，示齿时右侧口角低垂。

辅助检查：面神经肌电图示，左侧面神经运动传导潜伏期较对侧显著延长，波幅较对侧降低约70%。

诊断：面瘫。

针刺治疗：采用牵正针法配合面部透刺治疗。

药物治疗：金路捷穴位注射与肌肉注射，相互交替，隔日1次。

治疗结果：治疗2个月后，患者左侧额纹逐渐显现，眼裂变小，示齿时左侧口角低垂程度减轻，口角流水症状减轻，再次行面神经肌电图示，左侧面神经运动传导潜伏期较对侧延长减少，波幅较对侧降低约50%。之后仍以上法治疗2个月后，患者口角流水症状基本恢复正常，眼睑闭合基本正常，但面部外观仍不对称。

〔病案四〕

患者张某，女，46岁，于2018年1月15日入院。

主诉：左侧口角㖞斜3日。

现病史：该患者于6日前无明显诱因出现左侧口角㖞斜，病程中伴有左侧额纹消失，左眼闭合不全，左侧鼻唇沟变浅，示齿时口角偏向左侧，左耳后疼痛，舌部麻木，不伴有眩晕，无意识障碍及肢体活动不利。曾于当地医院就诊，予以消炎、脱水、中药汤剂治疗，具体用药及用量不详，未见明显好转。今为求进一步中西医结合系统治疗，故来我院，门诊以"面神经炎"收入我病区。现患者左侧额纹消失，左侧鼻唇沟变浅，左侧口角低垂，二便正常，睡眠尚可。

查体：神志清楚，言语流利，查体合作，双侧瞳孔等大同圆，对光反射存在，左侧额纹变浅，左侧鼻唇沟消失，示齿时口角偏向右侧，伸舌左偏，左侧肢体肌力5-级，左侧肌张力可，右侧肌力肌张力正常，腱反射对称存在，生理反射存在，病理征未引出。

辅助检查：头CT示腔隙性脑梗死。面神经肌电图示，左侧面神经运动传导潜伏期较对侧延长，波幅较对侧降低约35%。

诊断：面瘫，腔隙性脑梗死。

针刺治疗：牵正针法治疗。

治疗结果：治疗4周后，患者左侧额纹较之前变深，左侧口角稍有低垂，口角流水症状消失，伸舌基本居中。面神经肌电图示左侧面神经运动传导潜伏期较对侧稍延长，波幅较对侧降低约10%。

〔病案五〕

患者刘某，男，65岁，于2017年10月8日入院。

主诉：右口角流涎伴右侧肢体麻木不适1个月。

现病史：该患者1个月前无明显诱因而发生口角左斜，右口角流涎，右侧面部和上肢麻木不适，左侧肢体力量减退，意识清楚，于第二天口角左斜更明显。第四天上午，其右上肢完全不能活动，无言语障碍，遂就诊于哈医大神经内科，行头颅CT示大脑中动脉左侧梗死，以"脑梗死"收入院治疗，给予改善脑循环药物治疗，病情稍有好转，右侧肢体活动略改善，仍显笨拙，仍存在口角左斜，右口角流涎症状。今为求中西医结合治疗，来我院以"脑梗死"收入院，现患者口角左斜，右口角流涎，食物时残留在右侧口腔，右下肢力弱，右侧肢体肌张力均高，病程中患者饮食可，睡眠佳，二便正常。

查体：血压180/110mmHg，两侧颈动脉搏动大致相等，意识清楚，左眼裂和瞳孔小，右侧鼻唇沟浅，口角左斜，双侧额纹对称，伸舌偏右，右上肢无主动运动，右下肢力弱，右上下肢肌张力均高，腱反射双侧对称活跃，双侧Babinski征阳性，深浅感觉正常，无脑膜刺激征。

辅助检查：头颅MRA显示左侧大脑中动脉闭塞；面神经

肌电图示，右侧面神经刺激额肌正常，右侧面神经刺激颞支（额肌、眼轮匝肌、口轮匝肌）运动传导潜伏期较对侧显著延长，波幅较对侧显著降低。

诊断：面瘫，脑梗死，高血压病。

针刺治疗：中枢性面瘫选用牵正针法进行治疗，并结合肢体活动恢复肢体运动及感觉功能。

药物治疗：中风治疗根据临床路径采用相应的营养神经、改善微循环药物，控制血压、血糖、血脂等。

治疗结果：治疗 3 周后，患者右侧鼻唇沟浅基本缓解，口角流涎，口角略喝斜，伸舌轻微偏右，食物时食物基本无残留，右侧肢体肌力达到 4 级，肌张力高基本缓解。

[病案六]

患者孙某，女，54 岁，于 2018 年 1 月 25 日入院。

主诉：右侧口角喝斜 5 月余。

现病史：该患者于 5 个月前感冒后出现右侧口角喝斜，伴右侧额纹消失，右眼闭合不全，右侧鼻唇沟变浅，示齿时口角偏向左侧，右耳后疼痛，不伴有眩晕，无意识障碍及肢体活动不利。患者曾于当地医院就诊，予以西药、中药汤剂、针灸等治疗（具体用药及用量不详），治疗后症状稍见好转。后因工作中断治疗，今为求进一步中西医结合系统治疗，故来我院，门诊以"面神经炎"收入我病区。现患者右侧额纹变浅，右侧眼裂闭合不全，右侧鼻唇沟变浅，右侧口角低垂，二便正常，睡眠尚可。

查体：神志清楚，言语流利，查体合作，双侧瞳孔等大同圆，对光反射存在，右侧额纹变浅，右侧眼裂闭合不全，右侧鼻唇沟消失，示齿时右侧口角低垂。

辅助检查：面神经肌电图示，右侧面神经运动传导潜伏期较对侧显著延长，波幅较对侧降低约 65%。

诊断：面瘫。

针刺治疗：采用牵正针法配合面部透刺治疗。

药物治疗：金路捷穴位注射与肌肉注射，相互交替，隔日 1 次。

治疗结果：治疗 2 个月后，患者右侧额纹逐渐显现，眼裂变小，示齿时右侧口角低垂程度减轻，口角流涎症状减轻。再次行面神经肌电图示，右侧面神经运动传导潜伏期较对侧延长减少，波幅较对侧降低约 50%。之后仍以上法治疗 2 个月后，患者口角流涎症状基本恢复正常，眼睑闭合基本正常，但面部外观仍不对称。

三、面瘫的特殊针刺治疗

李晓宁教授积累了多年治疗面瘫病的临床经验，根据面瘫的发病特点提出面瘫早期病位轻浅，故宜浅刺以直达病所，祛邪外出，不致引邪入内；疾病后期病邪由表入里，病情也有所加重，浅刺难奏其效，应刺其经，并透刺，施捻转提插手法；

恢复后期以中药辨证，进行全身调节预防复发。通过特殊针刺方法"牵正针法"治疗顽固性面瘫，应用滞针法浅刺面部三组对穴，同时牵拉面部瘫痪肌，恢复其自主功能，在临床中取得满意的效果。目前已应用"牵正针法"治愈数百例患者，总有效率达98%，显著缩短了面瘫病的疗程，疗效显著。

1. 选穴

提额穴（位于额肌中，阳白穴直上1寸）、颧小穴（在颧大肌中，目正视，瞳孔直下，当鼻唇沟中）、颧大穴（在颧小肌中，颧骨上颌突的前下缘，当四白与颧髎连线的中点）、阳白、颧髎、巨髎。

2. 操作方法

患者取平卧位，选择规格为0.25mm×40mm一次性针灸针，腧穴皮肤和针具常规消毒，透刺穴位时，针尖与皮肤成10°～15°夹角，提额穴透阳白，透刺深度均为0.5～0.8寸；颧髎配颧小穴相互透刺，颧大穴配巨髎相互透刺，透刺深度均为0.5～1寸。得气后接KWD-808Ⅱ型全能脉冲电疗仪，按照下列方法接通电针仪正负极：提额穴（+），阳白（-）；颧髎（+），颧小穴（-）；颧大穴（+），巨髎（-）。给予电针疏波刺激30分钟，调节电量由小到大，可观察到患者面部出现轻度有节律的收缩，以患者耐受最大量为度，每日针刺治疗1次，每次治疗30分钟，治疗6天休息1天，7天为1个疗程。牵正针法取穴与上述方法相同，操作时患者取平卧位，选择规格为0.35mm×25mm的一次性针灸针，腧穴皮肤和针具常规消毒后，首先针刺每组对穴位置偏下的腧穴，将针平刺入皮肤后，单向捻转，使肌丝缠绕在针灸针上，然后将另一根针穿过针尾的柄环，向上提拉肌肉，平刺另一穴位，每次留针 30 分钟，治疗 6 天休息 1 天，7 天为 1 个疗程。

四、理论基础

周围性面瘫为面神经核或面神经受损引起，出现病灶同侧全部面肌瘫痪，从上到下表现为不能皱额、皱眉、闭目，角膜反射消失，鼻唇沟变浅，不能露齿、鼓腮、吹口哨，口角下垂（或称口角歪向病灶对侧，即瘫痪面肌对侧），此外还可出现舌前 2/3 味觉障碍。中枢性面瘫为核上组织（包括皮质、皮质脑干纤维、内囊、脑桥等）受损时引起，出现病灶对侧颜面下部肌肉麻痹。从上到下表现为鼻唇沟变浅，露齿时口角下垂（或称口角歪向病灶侧，即瘫痪面肌对侧），不能吹口哨和鼓腮等。不论何种面瘫，都是由于面部表情肌功能异常引起。因此恢复表情肌功能是治疗面瘫的根本。本病多由风邪中面部，痰浊阻滞经络所致，以突发面部麻木、口眼㖞斜为主要表现的痿病类疾病，应用特殊针刺方法“牵正针法”治疗，滞针法浅刺面部三组对穴，同时牵拉面部瘫痪肌，刺激面部神经，促进局部血液流动，营养面部肌肉，使其恢复面部自主功能。

第四章 中风后眼肌麻痹

眼肌麻痹根据损害部位不同，可分为周围性、核性、核间性及核上性四种临床类型。本章中所讲中风后眼肌麻痹为后三种类型，临床上以脑血管病变为基础，以糖尿病、肿瘤、周围神经病变等作为诱因，急性、亚急性、慢性或复发起病，临床表现有复视，瞳孔散大或缩小，眼睑或眼球活动障碍。

一、分类与诊断

（一）中风后眼肌麻痹的分类

1. 根据病变部位不同

（1）核性眼肌麻痹（nuclear ophthalmoplegia）：指脑干病变（血管病、炎症、肿瘤）致眼球运动神经核（动眼、滑车、外展神经核）损害所引起的眼球运动障碍。

核性眼肌麻痹与周围性眼肌麻痹的临床表现类似，但具有以下三个特点：①可选择性地损害个别神经核团，如中脑水平动眼神经核的亚核多且分散，病变时可仅累及其中部分核团而引起某一眼肌受累，其他眼肌不受影响，呈分离性眼肌麻痹；②常伴有脑干内邻近结构的损害，如展神经核病变常损伤围绕展神经核的面神经纤维，而伴发同侧的周围性面神经麻痹；

③核性眼肌麻痹时常可累及双侧。

（2）核间性眼肌麻痹（internuclear ophthalmoplegia）：病变主要损害脑干的内侧纵束，故又称内侧纵束综合征。内侧纵束是眼球水平性同向运动的重要联络通路，影响对侧的眼内直肌核，同时还与脑桥的侧视中枢相连，从而实现眼球的同向水平运动，损伤时可出现下列临床表现。

①前核间性眼肌麻痹：病变位于脑桥侧视中枢与动眼神经核之间的内侧纵束上行纤维，表现为两眼向病变对侧注视时，患侧眼球不能内收，对侧眼球外展时伴有眼震；辐辏反射正常。由于双侧内侧纵束位置接近，同一病变也可使双侧内侧纵束受损，出现双眼均不能内收。

②后核间性眼肌麻痹：病变位于脑桥侧视中枢与展神经核之间的内侧纵束下行纤维，表现为两眼向病变同侧注视时，患侧眼球不能外展，对侧眼球内收正常；刺激前庭患侧可出现正常外展动作；辐辏反射正常。

③一个半综合征（one and a half syndrome）：为一侧脑桥背盖部病变，引起脑桥侧视中枢和对侧已交叉过来的联络同侧动眼神经内直肌核的内侧纵束同时受累，表现为患侧眼球水平注视时既不能内收又不能外展，对侧眼球水平注视时不能内收，可以外展，但有水平眼震。

核间性眼肌麻痹和一个半综合征多见于脑干腔隙性脑梗死或多发性硬化。

（3）核上性眼肌麻痹（supranuclear ophthalmoplegia）：人

在观察物体时，双眼总是同时向各方向运动，并伴有头的运动。这种复杂的协同运动叫双眼同向注视。核上性眼肌麻痹亦称中枢性眼肌麻痹，指由于大脑皮质眼球同向运动中枢或其传导束损害，使双眼出现同向注视运动障碍，临床可表现为以下两种凝视麻痹。

①侧向凝视麻痹：a. 当司眼球同向水平运动的皮质侧视中枢（额中回后部）病变时，可产生凝视麻痹：破坏性病变（如脑出血）时，双眼向病灶侧共同偏视；刺激性病变（如癫痫）时，双眼向病灶对侧共同凝视。b. 脑桥的皮质下侧视中枢，位于展神经核附近的脑桥旁正中网状结构（PPRF），发出的纤维到同侧的展神经核和对侧的动眼神经内直肌核，支配双眼向同侧注视，并受对侧皮质侧视中枢控制。此处破坏性病变可造成双眼向病灶对侧共同偏视。

②垂直凝视麻痹：上丘是眼球垂直同向运动的皮质下中枢，上丘的上半司眼球的向上运动，上丘的下半司眼球的向下运动。因此上丘病变时，可引起眼球垂直运动障碍。当上丘的上半损害时，出现双眼向上同向运动不能，称帕里诺综合征（parinaud syndrome），也称四叠体综合征，常见于松果体区肿瘤。当上丘的上半刺激性病变时，可出现发作性双眼转向上方，称动眼危象，见于脑炎后帕金森综合征或服用吩噻嗪类药物引起。当上丘的下半损害时，可引起两眼向下同向注视障碍。

核上性眼肌麻痹临床上有三个特点：①双眼同时受累；②无复视；③反射性运动仍保存，即患者双眼不能随意向一侧运动，但该侧突然出现声响时，双眼可反射性转向该侧。

2. 根据眼球运动神经核损害部位不同

（1）动眼神经麻痹：可致上睑提肌、上直肌、内直肌、下斜肌、下直肌及瞳孔括约肌瘫痪。动眼神经完全损害时表现为上睑下垂，眼球向外下斜视（由于外直肌及上斜肌的作用），不能向上、向内、向下转动，瞳孔散大，光反射及调节反射均消失，并有复视，常见于颅内动脉瘤、结核性脑膜炎、颅底肿瘤等。

（2）滑车神经麻痹：可致上斜肌瘫痪，表现为眼球向外下方活动受限，下视或下楼梯时出现复视。单纯滑车神经单独损害少见，判定较困难。

（3）展神经麻痹：可致外直肌瘫痪，表现为患侧眼球内斜视，外展运动受限或不能，可伴有复视，常见于鼻咽癌颅内转移、桥小脑角肿瘤、糖尿病等。因为展神经在脑底行程较长，在高颅压时常受损，而出现两侧展神经轻度麻痹，此时无定位意义。

如果支配患眼的三条运动神经都受损，眼肌则全部瘫痪，眼球只能直视前方，不能向任何方向转动，瞳孔散大，光反射消失，常见于海绵窦血栓、眶上裂综合征。

（二）眼肌麻痹的诊断

首先明确患者的脑血管病基础，其次观察患者眼球运动，嘱患者头部保持不动，令患者注视医生的手指，并随之向左右、上下、上内、上外、下内、下外 8 个方向转动。观察患者眼球运动是否受限及受限方向和程度，有无复视和眼球震颤。

眼肌麻痹的诊断标准如下。

（1）眼位偏斜，患眼向麻痹肌作用的相反方向偏斜。

（2）眼球活动障碍，患眼向麻痹肌作用方向活动受限。

（3）第二斜视角大于第一斜视角。

（4）代偿头位，头向麻痹肌方向偏斜。

（5）复视，双眼视一为二（复视像检查确定麻痹肌）。

（6）头晕目眩或有恶心呕吐。

（三）辅助检查

许多研究中将复视像定为首要确诊检查，此方法得到临床的广泛认可，可将复视像红玻璃镜片法作为眼肌麻痹的首要定性检查。应用红玻璃镜片法可确定病变的患眼，同时可确定是否有其他眼运动神经的联合病变。在眼球运动障碍的研究中亦有许多学者将复视像距离作为定量检查，并将检查结果纳入计量的判断标准，测量时需要眼科专业工具及工作人员的规范化操作。眼球运动度即治疗前后眼球水平位移值变化，为眼肌水平方向麻痹的评判标准，眼肌麻痹指数（OPI）及眼肌麻痹恢复指数（OPRI）亦为评判的标准。

（1）外直肌麻痹：主要表现为眼球外展运动受到限制甚至完全不能，因此将眼球运动度作为测量及评价的指标更加直观。外直肌麻痹时眼球的位移缺失值为患眼外展位最大时眼外眦角至虹膜边缘的距离，所以需要测量虹膜半径和患眼外展位最大时瞳孔至眼外眦角的距离，当评价指标时，将其代入公式。OPI和OPRI将眼球活动范围数据化、公式化，清晰地展现了治疗前后眼球水平位移值的变化，较以往眼球运动度的测量指标更加明确，计算更加客观。其中眼肌麻痹指数（ophthalmoplegia Index，OPI）指任一眼外肌随意运动障碍时眼球位移缺失值与该眼外肌正常随意运动时眼球最大位移值的比值，即OPI＝(b-r)/(a-r)×100%。麻痹程度越重，眼球活动范围越小，其OPI值越大，二者呈正比，可作为衡量眼外展神经麻痹程度的指标。眼肌麻痹恢复指数（ophthalmoplegia Recover Index，OPRI）指任一眼外肌随意运动时眼球位移的恢复值与该眼外肌眼球位移缺失值的比值。即OPRI＝△x/(b-r)×100%。当眼外展神经麻痹时，其恢复程度越大，OPRI值越大，二者呈正比，可作为衡量眼外展神经肌麻痹恢复程度的指标。

根据眼肌麻痹指数OPI、眼肌麻痹恢复指数OPRI和复视像检查的复视情况判定标准及疗效。

治愈：治疗后OPRI＝1或OPI＝0，无复视。

显效：治疗后50%≤OPRI＜100%，有复视。

有效：治疗后0%＜OPRI＜50%，有复视。

无效：治疗后OPRI＝0或OPI＝1，有复视。

（2）动眼神经麻痹：是临床常见病症，主要表现为上眼睑下垂，眼裂变窄，眼球运动障碍，复视，瞳孔散大及对光反射消失等。只要符合眼肌麻痹诊断标准，符合《神经病学》中关于眼球运动神经麻痹的诊断标准，就可确诊为动眼神经麻痹。治疗前后瞳孔大小评定是在特定光线下，患者目视正前方，测得患者瞳孔大小。治疗前后眼睑下垂情况评定是在特定光线下，让患者目视正前方，测得患者的眼裂大小。治疗前后眼球运动情况评定是固定患者头部，让患者双眼注视并跟随医师的示指尖移动，以患者目视正前方时瞳孔中央的位置为原点，观察治疗前后患眼向麻痹肌作用方向的运动情况，并分级评分。具体分级如下。

0分：眼球运动正常。

1分：眼球运动轻度受限。

2分：眼球运动明显受限。

3分：眼球无运动。

动眼神经麻痹的疗效评定标准如下。

痊愈：眼球运动恢复正常，复视、上睑下垂等症状消失，眼裂大小亦恢复正常。

显效：眼球运动基本正常，复视、上睑下垂明显改善，眼裂大小接近正常。

有效：眼肌运动功能有所恢复，眼球活动稍有进步，复视有所改善，眼裂较前变大。

二、典型病案

[病案一]

患者杨某，女，86岁，于2017年8月25日入院。

主诉：意识欠清，左眼睑上提不能，右侧肢体活动不利13日。

现病史：该患于2017年7月28日在外活动时，突然失语，流涎，病程中意识不清，遂由家属送往哈尔滨医科大学附属第一医院（群力院区），查头MRI示左脑大面积脑梗死，治疗3天后转至哈尔滨医科大学附属第二医院，给予溶栓改善循环9天后，患者意识清醒，四肢肌力3-，在8月16日病情突然加重，行脑MRI示脑干梗死。现患者意识欠清，左眼睑上提不能，右侧肢体活动不利，鼻饲饮食，留置尿管，大便干。

查体：神志欠清，呼之不应，查体不合作，右眼失明，左眼睑不能上提，左侧眼球向外下方斜视，瞳孔散大，左眼对光反射消失，右侧肢体肌力0级，肌张力低，右侧肢体腱反射弱，右下肢Babinski征（＋），双肺听诊呼吸音粗，骶尾部有压疮痕迹，无脑膜刺激征。

辅助检查：自带头MRI（2017-07-28）示脑梗死；头MRI（2017-08-16）示脑干梗死。

诊断：眼肌麻痹，脑梗死，心律失常。

针刺治疗：眼针法：取攒竹穴、睛明穴、鱼腰穴、承泣穴、球后穴、丝竹空穴，每日针刺 1 次，每周连续针刺 6 次，休息 1 天。

药物治疗：同时给予罗红霉素眼药膏外用，避免眼睛感染，每日 1 次，1 周为 1 个疗程，共治疗 4 个疗程。

治疗 4 个疗程后，患者左眼活动功能改善，取得较好临床效果，分级评分 2 分，即眼球运动明显受限，较之前 3 分有好转；疗效评定为有效，即眼肌运动功能有所恢复，眼球活动稍有进步，复视有所改善，眼裂较前变大。并且患者右侧肢体活动不利症状好转，神志恢复清楚，加快了患者肢体运动功能和左眼活动功能恢复。

〔病案二〕

患者唐某，男，55 岁，于 2018 年 4 月 1 日入院。

主诉：右侧眼球向内上方运动不能。

现病史：该患于 10 日前无明显诱因出现右侧眼球向内上方运动不能，向下方视物时出现复视，由家人立即送至医院治疗，行头部 MRI 示右侧脑干梗死，治疗后出现症状加重，后转至哈尔滨医科大学附属第二医院，行头部 MRI 发现新发脑梗死病灶，遂予以治疗（具体用药剂量不详），治疗好转后出院。现患者遗留右侧眼球向内上方运动不能，左侧肢体活动不利，言语笨拙。

查体：神志清楚，言语笨拙，右侧眼球向内上方运动不能，伴有复视，左侧肢体肌力 4 级，肌张力尚可，双侧肢体腱反射存在，左侧下肢 Babinski 征（＋），无脑膜刺激征。

辅助检查：自带头 MRI 示右侧脑干梗死。

诊断：眼肌麻痹，脑梗死。

针刺治疗：取睛明穴（患侧）、球后穴（患侧）、上球后穴（患侧）。

治疗 3 个疗程后，患者右侧眼活动功能改善，分级评分为 1 分，即眼球运动明显受限，较之前 3 分有好转。

［病案三］

患者于某，男，45 岁，于 2017 年 11 月 8 日入院。

主诉：左眼外展不能，右侧肢体活动不利 13 日。

现病史：该患于 13 日前无明显诱因出现左眼眼球向内斜视，右侧肢体活动不利，由家人立即送至附近医院治疗，行头部 CT 示脑梗死，静脉点滴药物 2 日后转至哈尔滨医科大学附属第四医院，治疗后症状加重，行头部 MRI 示新发脑梗死病灶，予以治疗（具体用药剂量不详），好转后出院。现患者左眼外展不能，右侧肢体活动不利，言语笨拙。

查体：神志清楚，言语笨拙，左侧眼球向外，眼球外展运动不能，伴有复视，右侧肢体肌力 4 级，肌张力尚可，双侧肢体腱反射存在，右侧下肢 Babinski 征（＋），无脑膜刺激征。

辅助检查：自带头 MRI 示脑干梗死。

诊断：眼肌麻痹，脑梗死。

针刺治疗：眼针法：外直肌穴（患侧）、球后穴（患侧）、上球后穴（患侧）。

药物治疗：同时给予罗红霉素眼药膏外用，避免眼睛感染，每日 1 次，1 周为 1 个疗程。共治疗 4 个疗程。

治疗效果：治疗 3 周后，患者左眼活动功能显著改善，患者右侧肢体活动不利症状好转，患者能够自主完成日常生活和活动，通过针刺配合药物改善其神经功能，加快了患者肢体运动功能和左眼活动功能，取得较好临床效果。

三、眼肌麻痹的特殊针刺治疗

1. 选穴

外直肌穴（患侧）、球后穴（患侧）、上球后穴（患侧）。

2. 定位

外直肌穴：位于外直肌眼球附着点后 1 ～ 3mm 处。

球后穴：位于眶下缘外侧 1/4 处，即下睑板下缘外下方与眶缘之间。

上球后穴：位于眶上缘外侧 1/4 处，上睑板上缘外上方与眶缘之间，与球后穴相对应。

3. 操作方法

针刺外直肌穴时嘱患者仰卧位，闭眼，使用规格为 0.25mm×25mm 的针灸针进行常规消毒，针刺前押手将眼球轻推向内侧，使眼球与眶壁形成一定空隙，沿眼球与眼眶之间进针 15 ～ 20mm，刺于外直肌眼球附着点后 1 ～ 3mm 处。针刺球后穴时，进针前押手将眼球轻推向内上方，针尖沿眶外下缘弧形进针，缓慢刺入 15～20mm，针感以眼内酸胀为度，不提插，不捻转，进针过程中注意体会手下的阻挡感以避开血管。针刺上球后穴时，押手将眼球轻推向内下方，针尖沿眶外上缘弧形进针，于眼球与眼眶之间进针 15～20mm，针感以眼内酸胀为度，不提插，不捻转，进针过程中注意体会手下的阻挡感以避开眼球及眶内容物。

每天针刺治疗 1 次，每次留针 30 分钟，连续治疗 5 天后休息 2 天，此为 1 个疗程，4 个疗程后统计疗效。

4. 注意事项

针刺外直肌穴、球后穴及上球后穴前，常规消毒眼周穴位时应避免酒精进入眼眶，留针时嘱患者放松并不要过度转动眼球，三穴均为眶内穴位，针刺时易导致出血，出针后要立即压迫局部 2～3 分钟，眼外肌周围结缔组织疏松，眼裂狭窄者接受针刺治疗时易出现皮下或眶内出血，皮下瘀血时嘱患者立即冰敷（24 小时内），24 小时后热敷，7 天左右瘀血可吸收。

四、理论基础

眼球的运动依赖于 4 条直肌、2 条斜肌，除下斜肌外，包括外直肌都起于视神经孔的总腱环。包括外直肌在内，4 条直肌的止端附着在巩膜上，除外直肌主要负责外展外，上斜肌和下斜肌的次要动作也含有外转，可见眼球的运动不单由某一条眼外肌完成，也有其他眼外肌的制约及协同作用。眼球的外展主要是由外直肌收缩牵拉完成，与之相拮抗的内直肌松弛，而上斜肌、下斜肌同时收缩，上直肌和下直肌同时收缩并相互维持平衡，在眼球的水平外展动作中，其他方向的力相制约和抵消并维持了平衡。

外直肌位于眼球颞侧，起始于蝶骨大翼的外直肌棘和总腱环，向前止于眼球颞侧角膜缘后 6.9mm，其收缩时，牵拉眼球，使眼球向外侧转动，因其独特的解剖结构，有学者提出可通过针刺眼外直肌或其邻近结构得到较好的临床疗效。

外直肌穴位于外直肌眼球附着点后 1～3mm 处，处于眼外直肌与眼球接触弧上。该穴属络于足少阳胆经，与手太阳小肠经相联系，足少阳胆经的支络循行为"其支者，从耳后入耳中；出走耳前，至目锐眦后"，与手少阳三焦经会合于目眦下，在耳颞部交接，上球后和球后穴亦位于目锐眦，与足少阳经相属络。

球后穴为治疗眼周疾病的常用穴，可疏通眼周气血。球后穴的针刺解剖结构分别为眼轮匝肌、眼眶蜂窝组织、眼肌，视神经、眼动脉及交感神经纤维均经行此处，三叉神经的眼支、眼上静脉、脑膜中动脉的眶支及眶下神经、眶下动脉、眼下静脉分支亦分布在其周围。另外下斜肌附着于眼球赤道部后外侧的巩膜上，其位置接近球后穴，下斜肌的次要动作为外转，通过球后穴的刺激可增加其辅助外展动作的能力。所以深刺球后穴可以通过刺激多条颅神经及眼周神经肌肉组织达到对外展神经的修复作用。

上球后穴为新穴，取该穴的意义在于上球后穴与球后穴相对应，位于眶上缘外1/4，其解剖结构分别为眼轮匝肌、眼眶蜂窝组织、泪腺、外直肌，泪腺动脉、泪腺神经均经行此处，下斜肌、睫状短神经、睫状长神经及眼上静脉亦分布在其周围。上斜肌的上端附着于眼球的外上方巩膜上，上球后穴邻近其附着点，上斜肌的次要动作为外转，通过上球后穴的刺激可增加其辅助外展动作的能力。上球后穴位置邻近外直肌穴，同球后穴协同作用于眼外直肌及周围的神经肌肉等组织，促进麻痹的眼外直肌功能的恢复，增强眼外直肌周围组织的代偿能力。

针刺眼外直肌穴、球后穴和上球后穴能积极促进外直肌和外展神经功能的恢复，针刺增强了眼球周围未损伤的眼肌的代偿能力，使其他邻近肌肉组织拓展了外展运动中的协同功能，从而缓解眼球外展功能丧失所带来的症状。

眼肌麻痹的最佳治疗时间是从发病日起计算，3个月内是最佳治疗期，且越早越好。尽早的治疗有利于尽快地恢复健康，减少病痛的折磨。

第五章　中风后腕手精细动作功能障碍

脑卒中患者发病后存在不同程度的肢体功能障碍，其中尤以手功能障碍多见，主要表现为手部痉挛或者无力的症状，具体可表现为腕关节屈伸及手指抓、握、捏等功能障碍。腕手运动指个体凭借手腕及手指等部位小肌肉或小肌肉群的运动，在感知觉、注意等多方面心理活动配合下完成特定任务的能力。因此，腕手运动功能的恢复较一些大关节、大肌肉的功能恢复要困难。另一方面，由于手部运动精细，在皮层投射区较大，支配手部肌肉的运动神经元与皮质脊髓束之间具有较多的单突触联系，一旦其支配中枢或传导通路受损，其功能的恢复非常困难。因此手功能障碍成为临床工作中急需解决的问题。

一、分类与诊断

（一）手运动功能分级

临床常用 Brunnstrom 偏瘫手运动功能评价标准来评价患者的手运动功能，共分 6 级。

Ⅰ：手无任何运动。

Ⅱ：手指可见轻微屈曲，无随意性。

Ⅲ：可作钩状抓握，但不能伸指。

Ⅳ：手能侧捏及松开拇指，手指有半随意的小范围的伸展。

Ⅴ：可做球状和圆柱状抓握，手指可做集团伸展，但不能单独伸展。

Ⅵ：所有抓握均能完成的速度和准确性比健侧差。

（二）分期诊断

1. 弛缓期

上肢及手部无力，肌肉柔软松弛或有微弱收缩，但主动活动不能或极弱。手部常维持伸展位或自然微屈位，常伴有手部水肿，皮肤温度低、颜色略暗，部分伴有疼痛、感觉减退或丧失。

2. 痉挛期

患者手部可出现由肌张力增高引起的手指屈曲动作，但不能主动伸展，或出现微弱的伸展。手可进行钩状抓握、拇指及食指侧捏等活动。部分患者在此期间肌张力增高较快，手部常保持握拳状，不能主动伸展。

3. 恢复期

患者手部活动较自如，可进行柱状抓握、球状抓握、指尖捏等多数活动，但速度或协调性稍差。

二. 手功能分期康复训练

1. 手的痉挛状态的处理

当手的痉挛评估显示肌张力有增加或明显增加时，可进行针对性的家庭治疗，即利用一些温热疗法如热敷。热敷之后，可以利用健侧手被动活动患侧手的各个关节的屈伸动作，尽可能活动使其达到关节活动阈的全范围。如果评估显示肌张力严重增高，针对性的家庭治疗除了利用一些温热疗法之外，需要在休息时，被动将屈曲的各个手指固定于伸展位置至少2小时以上，固定的方法有利用手部固定板固定和利用硬纸板缠绕手指等。当手的痉挛评估显示肌张力严重增高达到手指僵硬时，则需要在医院内进行特殊治疗，例如超声波、冲击波或关节松动技术等。

2. 手的运动功能的促进

（1）软瘫期：当手的运动功能评估为软瘫期时，手部包括诸指软弱无力，不能主动伸屈手指，此时可以利用电刺激，比较好的是低频电刺激，可以激发手指微动。日常中可进行向心性按摩，冷热水交替浸泡水肿肢体，被动活动手部各关节控制患肢肢体水肿。用软毛刷或毛巾擦刷或叩击患肢以刺激感觉，并诱发其主动活动。

（2）微动期：当手的运动功能评估已经进入微动期时，此期可以出现少许手指主动屈曲的微动作，但不能伸展。故而此期的功能促进重点，除了继续强化主动屈曲动作之外，还应刺激手背手指的伸展肌群，利用健侧手自行拍击患侧手背，以及患侧前臂伸侧，利用低频电刺激患侧手臂伸展肌群以诱发伸展动作。此外，还可以利用双侧共同伸展用力来诱发患侧的伸肌群。

（3）整体抓握期：当手的运动功能评估已经进入整体抓握期时，此时手部可以整体出现勾状抓握但不能放松，没有手指伸直动作。此期特别需要重点强化刺激手背、手指的伸展肌群，控制异常活动模式并诱导分离运动。

（4）当手的运动功能评估已经进入功能恢复前期，手部开始出现侧捏动作，可以有拇指轻微放开动作、手指的半随意性微弱伸直动作（小角度微动）。此期虽然有手指的微弱伸展微动，但并不能进行功能活动。此期可以进行伸展动作的操作性训练，例如可以利用一块抹布，进行家务的擦桌子训练，即利用一块抹布用患手放在抹布之上，再用健侧手压住患手，双手联动进行擦桌子练习。此动作可以强化手的伸展动作，还可以强化手的本体感觉，十分重要。

（5）当手的运动功能评估已经进入功能恢复期，可以进行整体手掌的抓握，例如有圆筒状或球状抓握，虽然动作表现笨拙，且手的功能有限，但有随意的手指整体伸直。此期应该进行的动作训练有单指伸展练习，可以利用一根橡皮筋，进行抗阻力的伸展练习。以手的实用性及日常生活活动为主，如进食、穿衣、下棋、跳舞等。

三、典型病案

[病案一]

患者林某，男，45岁，于2017年11月24日入院。

主诉：右侧肢体活动不利伴言语不利3月余。

现病史：患者于3个月前无明显诱因出现右侧肢体活动不利伴言语不利，不伴有头痛、恶心、呕吐，立即前往哈尔滨医科大学附属第一医院就诊，诊断为脑梗死，给予改善循环等对症治疗。现患者右侧肢体活动不利，尤以上肢远端为重，言语不利。

查体：神志清楚，言语不利，右侧口角低垂，腕手伸肌群肌力分级评定3级；改良Ashworth痉挛评定量表评定Ⅳ级；Brunnstrom分级Ⅱ级，右上肢肌力1级，肌张力增高，上肢内旋，内收，上肢远端肌力1级，右下肢肌力2级，肌张力增高，腱反射亢进，右侧病理征阳性。

辅助检查：头部CT示脑梗死。

诊断：脑梗死。

针刺治疗：背伸肌拮抗电针治疗。取肩髃、臂臑、天井、曲池、手三里、列缺、外关、四渎、后溪、支正。

药物治疗：给予患者改善循环药物治疗。

治疗结果：治疗8周后，患者右侧肢体活动不利症状好转，手功能障碍明显改善，腕手伸肌群肌力分级评定2级，改良 Ashworth 痉挛评定量表评定Ⅳ级，Brunnstrom 分级Ⅳ级，右上肢肌力 1 级。患者能够自主完成日常生活和活动，手部可完成球状和圆柱状抓握，手指同时伸展，速度和准确度较健侧差，通过针刺配合电针改善手部功能障碍，取得较好临床效果。

〔病案二〕

患者张某，男，45 岁，于 2018 年 9 月 4 日入院。

主诉：左侧上肢远端活动不利 1 个月。

现病史：患者于 1 个月前无明显诱因突然出现左侧肢体无力，不伴有恶心、呕吐的症状，未予重视，5 小时后出现左侧肢体活动不利，遂到省医院行系统治疗，给予改善循环等对症治疗，现为求进一步治疗遂来我院。现患者左侧肢体活动不利，饮食正常，睡眠欠佳。

查体：神志清楚，言语流利，左侧口角低垂，伸舌略偏左，左侧下肢肌力 3 级，左上肢肌力 1 级，腱反射亢进，左侧病理征（＋），感觉检查未见显著异常。腕手伸肌群肌力分级评定 2 级，改良 Ashworth 痉挛评定量表评定Ⅱ级；Brunnstrom 分级Ⅰ级。

辅助检查：自带头部 MRI 示脑梗死。

诊断：脑梗死；高血压；高脂血症。

针刺治疗：天井、曲池、手三里、列缺、外关、四渎、后溪、支正。

药物治疗：控制血压、血脂以及抗血小板凝聚。

治疗结果：经过 4 周的治疗后，患者左侧上肢活动不利症状明显好转，手功能障碍明显改善，左侧远端肌力 4 级，患者能够较好完成日常生活和活动，精细运动稍差。腕手伸肌群肌力分级评定 4 级，改良 Ashworth 痉挛评定量表评定Ⅳ级，Brunnstrom 分级Ⅳ级，右上肢肌力 3 级。

〔病案三〕

患者胡某，男，51 岁，于 2018 年 6 月 14 日入院。

主诉：左侧上肢远端活动不利 2 个月。

现病史：患者于 2 个月前在家中无明显诱因突然出现左侧肢体无力，不伴有恶心、呕吐，未予重视，后出现左侧肢体活动不利，遂前往黑龙江省医院治疗，行头部 MRI 检查示脑梗死，给予改善循环等对症治疗后症状好转，现为求进一步治疗遂来我院。现患者左侧肢体活动不利，饮食正常，睡眠欠佳。

查体：神志清楚，言语流利，左侧口角低垂，伸舌略偏左，左侧肢体肌力 4 级，腱反射亢进，左侧病理征（＋），感觉检查未见显著异常。腕手伸肌群肌力分级评定 4 级，改良Ashworth 痉挛评定量表评定Ⅲ级；Brunnstrom 分级Ⅳ级，右上肢肌力 1 级。

辅助检查：自带头部 MRI 示脑梗死。

诊断：脑梗死；高血压。

针刺治疗：天井、曲池、手三里、列缺、外关、四渎、后溪、支正。

药物治疗：控制血压、血脂以及抗血小板凝聚。

治疗结果：经过 4 周的治疗后，患者左侧上肢活动不利症状明显好转，手功能障碍明显改善，左侧远端肌力 5− 级，患者能够较好完成日常生活和活动，精细运动稍差。腕手伸肌群肌力分级评定 5 级，改良 Ashworth 痉挛评定量表评定 IV 级，Brunnstrom 分级 IV 级。

四、中风后腕手精细动作功能障碍的特殊针刺治疗

李晓宁教授基于传统中医理论，以"整体观念，辨证论治"为基础，结合现代研究理论，提出"基于模块化的针刺方法促进中风后肢体运动功能障碍恢复"的理论。

1. 选穴
天井、曲池、手三里、列缺、外关、四渎、后溪、支正。

2. 操作方法
患者坐位或仰卧位，患侧屈肘，上肢远端立位，掌心向内，常规消毒后，天井、列缺平刺，支正、后溪斜刺，其余腧穴常规直刺。然后连接电针仪，天井（＋）、手三里（−）一组，曲池（＋）、列缺（−）一组，四渎（＋）、外关（−）一组，支正（＋）、后溪（−）一组。电针选择疏波，频率为 2Hz，电流量以患者能耐受且患侧腕关节及指关节背伸为度，每次治疗 30 分钟。每日 1 次，连续治疗 6 天，休息 1 天，4 周为 1 个疗程。

3. 选穴依据

背伸肌拮抗电针是选取与上肢伸肌功能息息相关的四组穴位，通过针刺与电针刺激相关肌肉治疗中风后腕指关节功能障碍，使疗效直达病所，解决了中风后关节精细动作恢复不佳的难题。

五、理论基础

背伸肌拮抗电针所选用的腧穴均位于前臂及手腕附近，主要与手阳明大肠经、手少阳三焦经、手太阳小肠经以及手太阴肺经相关。

1. 天井

定位：肘后区，肘尖直上1寸凹陷处。

解剖：在肱骨下端后面尺骨鹰嘴中，有肱三头肌肌腱。

目的：促进患者伸肘关节功能恢复。

2. 曲池

定位：尺泽与肱骨外上髁连线中点。

解剖：浅层有桡侧腕长伸肌和肱桡肌，深层有桡侧腕短伸肌。

目的：促进患者伸腕和腕外展等功能恢复。

3. 手三里

定位：阳溪曲池连线上，肘横纹下2寸。

解剖：浅层有桡侧腕长伸肌和桡侧腕短伸肌，深层有旋后肌，还处于指伸肌的前方。

目的：促进患者伸腕和前臂旋后等功能恢复。

4. 列缺

定位：前臂桡侧缘，腕横纹上 1.5 寸。

解剖：有拇长展肌腱和肱桡肌腱、旋前方肌。

目的：促进拇指外展等功能恢复。

5. 外关

定位：前臂后区，腕背侧横纹上 2 寸，尺骨、桡骨间隙中点。

解剖：浅层有指伸肌和小指伸肌，深层有食指伸肌和拇长伸肌。

目的：促进患者伸腕和伸指功能恢复。

6. 四渎

定位：前臂后区，腕背侧横纹上 7 寸，尺骨、桡骨间隙中点。

解剖：浅层有小指伸肌和尺侧腕伸肌，深层有拇长展肌。

目的：促进患者伸腕和伸指功能恢复。

7. 后溪

定位：第五掌指关节后远侧掌横纹头赤白肉际处。

解剖：浅层有小指展肌，深层有小指对掌肌和小指短屈肌。

目的：促进小指外展和屈曲对指等精细功能恢复。

8. 支正

定位：阳谷小海连线上，腕背横纹上 5 寸。

解剖：浅层有尺侧腕屈肌，深层有指深屈肌。

目的：促进屈腕和屈指等精细动作功能恢复。

经过临床观察，背伸肌拮抗电针对于中风后上肢遗留的活动不利症状效果佳，但通过临床观察，我们发现患侧上肢肌力达到 3 级以上，尤其是当患者腕部及手指具有一定的运动功能时，腕手伸肌群肌力分级评定为 ≥ 3 级；改良 Ashworth 痉挛评定量表评定 ≥ Ⅲ级，Brunnstrom 分级 ≥ Ⅲ级时，运用背伸肌拮抗电针对手部的精细运动功能恢复效果显著，治疗后患者能自主伸指，屈伸腕部，小指对指运动亦有显著改善。上肢处于软瘫期时运用背伸肌拮抗电针对上肢痉挛具有预防作用，也可早期使用。

第六章　失眠症

失眠症是以难以入睡和睡眠困难为特征，并影响睡眠质量的一种最常见的睡眠障碍。失眠症患者由于长期缺乏充分有效的睡眠，易精力涣散，记忆力减退，学习能力低下，严重影响生活质量和工作效率。

一、分类与诊断

（一）表现形式

（1）入睡困难：患者主观意识上想完成觉醒－睡眠过程，然而客观上却不能立即实现，往往需要半小时以上。

（2）睡眠浅短：患者会轻易被外界干扰而完成睡眠－觉醒过程。

（3）早醒：患者在夜间睡眠时会提早完成睡眠－觉醒状态的转换，因而会使自身睡眠时间不足，并且达到觉醒状态后则不能在完成觉醒－睡眠这一过程。

这三种形式可单独发生，亦可同时发生在患者身上。

（二）分类

失眠可以分为原发性失眠（primary insomnia，PI）与继发性失眠（secondary insomnia，SI）两类，其中继发性失眠由于近来研究表明某些患者原发性疾病的治愈并不能伴随着失眠症状的消失，故现在用共病性失眠来形容伴随着其他躯体或精神症状的失眠症。

原发性失眠以单纯的失眠症状为主，主要原因是由于睡眠的中枢调节通路的紊乱和局部作用的调节失常，引起大脑皮层的高觉醒状态，导致原发性失眠的发生。

（三）睡眠分期

人类的正常睡眠可以分为快眼动（rapid eye move，REM）期睡眠和非快眼动（non rapid eye move，NREM）期睡眠，其中非快眼动期又可以分为1期、2期、3期，每个睡眠期大脑的脑电特征、神经元激活状态和神经功能连接均不同。在入睡后，人体的睡眠由浅入深，其中NREM1期是由清醒转入睡眠的过渡阶段，又称为瞌睡期。其间意识朦胧，快且不规则的眼球活动被慢的眼球震荡所替代；NREM2期意识逐渐丧失，但尚有思维活动，肌肉也保留了轻微的紧张度。1、2期属浅睡期，其间大脑并未获得有效休息，占总睡眠时间的大部。NREM的3期又被称作深慢波睡眠（deep slow wave sleep，DSWS），在深慢波睡眠时，人体的各种生命活动降低到最低程度，大脑皮层的激活程度也是在低点。在REM期，眼球会出现阵发性的快速转动，此时肌张力消失，躯体得到休息，为清醒做准备。在一晚上的睡眠时间里，大脑经历着由浅入深的睡眠阶段循环，从浅睡期到深慢波睡眠再到 REM 期,最后正常情况下人体会在 REM 期醒来。

但在临床中要辨别短睡眠者与失眠患者。由于个体情况差异,人的总睡眠时间长短是不固定的,有的人睡眠时间比通常认为的正常总睡眠时间要短,但由于其慢波睡眠的时间能够保证,故其并不能诊断为失眠,而应称作其为短睡眠。短睡眠主要表现为总睡眠时间短于正常人睡眠所需时间(睡眠时间 < 6 小时),但其日间功能等表现与正常人。

(四)诊断标准

参照《中国精神障碍的分类与诊断标准》非器质性失眠症的诊断标准。

几乎以失眠为唯一的症状,包括难以入睡、睡眠不深、多梦、早醒,或醒后不易再睡、醒后不适感、疲乏,或白天困倦等。

严重标准:对睡眠数量、质量的不满引起明显的苦恼或社会功能受损。

病程标准:至少每周发生 3 次,并至少持续 1 个月。

排除标准:排除躯体疾病或精神障碍症状导致的继发性失眠。

二、临床评估

1. 匹兹堡睡眠质量指数（PSQI）

匹兹堡睡眠质量指数是 1989 年由 Buysse 等提出的，是在多种有关评定睡眠质量的量表分析评价的基础上发展而成的，量表由 9 道题组成，前 4 题为填空题，后 5 题为选择题，其中第 5 题包含 10 道小题。PSQI 用于评定被试者最近 1 个月的睡眠质量，由 19 个自评和 5 个他评条目构成，其中第 19 个自评条目和 5 个他评条目不参与计分，18 个条目组成 7 个成分，每个成分按 0 ~ 3 等级计分，累积各成分得分为 PSQI 总分，总分范围为 0 ~ 21，得分越高，表示睡眠质量越差。从睡眠质量、入睡时间、睡眠时间、睡眠效率、睡眠障碍、催眠药物、日间功能障碍这七个方面，通过有机结合睡眠的质和量，不仅可评价一般人群的睡眠行为和习惯，更可用于临床患者睡眠质量的综合评价。其简单易用，可以对患者的睡眠质量进行综合的评估，对失眠患者的临床疗效评价提供科学的参考。

2. 仪器评估

多导睡眠图指通过分析脑电图、肌电图及眼动图所记录的睡眠相关指标来诊断睡眠疾病的一种技术。同时，多导睡眠图可以区别睡眠的分型，如利用脑电图区分睡眠与醒觉状态、睡眠各个分期时间等；利用眼电图观察眼球是否运动，以区分快速眼动睡眠及非快速眼动睡眠。多导睡眠图检测指标反映的睡眠质量情况最为全面和客观，对于失眠的评估和分析睡眠结构具有便捷、可靠等优势，已经成为了评价睡眠及睡眠相关呼吸疾患的金标准。

三、典型病案

[病案一]

患者李某，女，43岁，于2018年9月20日入院。

主诉：阵发性失眠1个月，加重5天。

现病史：该患者于1个月前无明显诱因出现入睡困难、睡中易醒等症状，每晚睡眠时间大约5小时，未自行口服药物，现为求系治疗，故来我院就诊，现患者入睡困难，睡中易醒，神疲乏力，饮食尚可，二便正常。

查体：BP：140/95mmHg，神志清楚，颈软，语言流利，双侧瞳孔等大同圆，对光反射存在，双眼球各方向活动正常，四肢肌力及肌张力正常，四肢腱反射存在，双侧病理征（－），匹兹堡睡眠质量指数量表（PSQI）13分，舌淡，苔白腻，脉沉滑。

诊断：失眠症，高血压病。

针刺治疗：给予患者头针结合原合配穴法治疗。头针取"三区三线"头针。体针取神门（双）、少海（双）、大陵（双）、曲泽（双）。

治疗效果：经过2周的治疗，患者自述睡眠时间变长，睡中易醒的症状基本消失，神疲乏力症状得到很大改善，面色转红润，血压保持在 125/90mmHg 水平，匹兹堡睡眠质量指数（PSQI）测评得分为 7 分。嘱患者保持心情舒畅，保证作息规律后，患者出院。

［病案二］

患者王某，男，31 岁，于 2017 年 10 月 14 日入院。

主诉：入睡困难伴多梦 1 年余。

现病史：患者于 1 年前因家事受到精神刺激，开始出现彻夜不寐，或夜寐仅 3～4 小时，多梦易惊，周身乏力，伴健忘、手足心热，时有心悸。曾于当地医院就诊，诊断为"神经衰弱"，予以镇静药及中药口服，并配合理疗，未见明显好转，现为求进一步治疗特来我院门诊诊治。现患者夜寐约 3 小时，多梦易惊，周身乏力，伴健忘，手足心热。

查体：神志清楚，语言流利，双侧瞳孔等大同圆，对光反射存在，双眼球各方向活动正常，四肢肌力及肌张力正常，四肢腱反射存在，双侧病理征（－）。给予患者匹兹堡睡眠质量指数（PSQI）测评，得分为 18 分。舌暗，苔黄腻，脉细数。

辅助检查：头部 CT 及 MRI 无异常。

诊断：失眠症。

针刺治疗：头针取"三区三线"头针。体针取神门（双）、少海（双）、大陵（双）、曲泽（双）。

中药汤剂治疗：酸枣仁汤加减。

西药治疗：艾司唑仑片 1 片口服。

治疗效果：治疗 4 个疗程后，患者自述每夜睡眠时间增至 6 个小时，夜梦减少，睡眠质量改善，头晕、耳鸣、心悸症状减轻，仍时有手足心热、腰酸等症状，日间心烦症状减轻。匹兹堡睡眠质量指数（PSQI）测评得分为 11 分。减少药物用量，继续上述疗法 2 个疗程后，患者症状基本消失。

［病案三］

患者张某，女，56 岁，于 2018 年 6 月 2 日入院。

主诉：入睡困难伴多梦 3 年余。

现病史：患者由于长期夜班劳累，于 3 年前开始出现彻夜不寐，或夜寐仅 1～2 小时，多梦易惊，周身乏力，头晕耳鸣，耳鸣如汽笛声，健忘，手足心热，心烦易怒，烦躁焦虑，时有心悸，腰膝酸痛。曾于当地医院就诊，诊断为"失眠"，予以镇静药及中药口服，并配合理疗，效果不佳，现为求进一步治疗特来我院门诊诊治。

查体：神志清楚，语言流利，双侧瞳孔等大同圆，对光反射存在，双眼球各方向活动正常，四肢肌力及肌张力正常，四肢腱反射存在，双侧病理征（–）。给予患者匹兹堡睡眠质量指数（PSQI）测评，得分为 18 分，汉密尔顿焦虑量表评分为 18 分。

辅助检查：头部 CT 及 MRI 无异常。

诊断：失眠症。

针刺治疗：头针取"三区三线"头针。体针取神门（双）、少海（双）、大陵（双）、曲泽（双）、肝俞（双）、胆俞（双）、三焦俞（双）、肾俞（双）。

中药汤剂治疗：调郁安神汤加减。

西药治疗：艾司唑仑片2片口服，黛力新片口服。

治疗效果：治疗4个疗程后，患者自述每夜睡眠时间增至6个小时，夜梦减少，睡眠质量改善，头晕、耳鸣、心悸症状减轻，仍时有手足心热、腰酸等症状，日间心烦症状减轻。匹兹堡睡眠质量指数（PSQI）测评，得分为10分，汉密尔顿焦虑量表评分为10分。减少药物用量，继续上述疗法2个疗程后，患者症状基本消失。

[病案四]

患者孙某，女，42岁，于2017年12月9日入院。

主诉：入睡困难，睡眠易醒伴多梦2年余，加重1个月。

现病史：患者2年前因家人去世开始出现入睡困难，多梦，梦中易醒，甚至彻夜不寐，周身乏力，头晕耳鸣，健忘，曾于当地医院就诊，未见明显好转，后逐渐出现心境低落、淡漠寡言、悲伤欲哭等症状。患者1个月前上述症状加重，已经影响到正常生活，现为求进一步治疗特来我院门诊诊治。现患者入睡困难，多梦，梦中易醒，甚至彻夜不寐，周身乏力，头晕，耳鸣，情绪低落，淡漠寡言，舌暗，苔黄腻，脉沉细。

查体：神志清楚，语言流利，双侧瞳孔等大同圆，对光反射存在，双眼球各方向活动正常，四肢肌力及肌张力正常，四肢腱反射存在，双侧病理征（−）。给予患者匹兹堡睡眠质量指数（PSQI）测评，得分为 18 分，汉密尔顿抑郁量表评分为 24 分。

诊断：失眠。

针刺治疗：头针取"三区三线"头针。体针取神门（双）、少海（双）、大陵（双）、曲泽（双）、期门（双）、日月（双）、心俞（双）、肝俞（双）、胆俞（双）、三焦俞（双）、肾俞（双）。

中药汤剂治疗：调郁安神汤加减。

西药治疗：艾司唑仑片 2 片口服，百忧解片口服。

治疗效果：治疗 4 个疗程后，患者自述每晚入睡困难症状减轻，睡眠时间增至 3 ～ 4 个小时，夜梦减少，头晕、耳鸣症状减轻，日间抑郁症状减轻。匹兹堡睡眠质量指数（PSQI）测评得分为 13 分。汉密尔顿抑郁量表评分为 16 分。继续上述治疗 3 个疗程后，患者入睡困难症状基本消失，睡眠时间增至 4 ～ 5 个小时，偶有夜梦，抑郁症状明显好转，匹兹堡睡眠质量指数得分为 8 分，汉密尔顿抑郁量表评分为 11 分，患者精神状态基本恢复正常，不影响正常生活。嘱患者规律作息，放松心情后，患者出院。

〔病案五〕

患者秦某，女，62 岁，于 2018 年 8 月 19 日入院。

主诉：入睡困难伴多梦 10 年余。

现病史：患者 10 余年前无明显诱因开始出现入睡困难，夜寐仅 3～4 小时，多梦，周身乏力，伴健忘，曾于当地医院就诊，诊断为"神经衰弱"，予以阿普唑仑片口服后，症状稍见好转，后上述症状逐渐加重，遂增加药物用量，但也难以控制。现为求进一步治疗特来我院门诊诊治。现患者夜寐 1～2 小时，多梦易惊，周身乏力，伴健忘，无心烦或抑郁症状。

查体：神志清楚，语言流利，双侧瞳孔等大同圆，对光反射存在，双眼球各方向活动正常，四肢肌力及肌张力正常，四肢腱反射存在，双侧病理征（–）。给予患者匹兹堡睡眠质量指数（PSQI）测评，得分为 17 分。舌暗，苔黄腻，脉细数。

诊断：失眠。

针刺治疗：头针："三区三线"头针。体针：神门（双）、少海（双）、大陵（双）、曲泽（双）。

中药汤剂治疗：安神定志汤加减。

西药治疗：艾司唑仑片每日 2 片口服；天麻素注射液静脉点滴。

治疗效果：治疗 4 个疗程后，患者自述每夜睡眠时间增至约 3 个小时，夜梦减少，睡眠质量改善，乏力症状减轻。匹兹堡睡眠质量指数（PSQI）测评得分为 12 分。减少艾司唑仑用量，改为每日 1 片，继续上述疗法 4 个疗程后，患者夜晚基本可自行入睡，睡眠时间增至 4～5 小时，夜梦减少，症状基本消失，匹兹堡睡眠质量指数测评得分为 9 分。

四、失眠的特殊针刺治疗

（一）体针取穴与操作

1. 选穴

神门、少海、大陵、曲泽。

2. 操作方法

患者坐位或仰卧位，用75%酒精常规消毒局部皮肤后，选用规格为0.25mm×40mm的无菌针灸针，各穴位均常规针刺。将双侧神门与少海、大陵与曲泽各连接一对电极，正极在上，负极在下，电针波形选用疏波，频率2Hz，电流大小以患者耐受为度，每次30分钟，每日1次，6天为1个疗程，休息1天后继续进行下一个疗程。

（二）"三区三线"头针

"三区三线"头针是李晓宁教授传承中医理论基础，并结合现代医学知识而创新性提出的一种新型头针选穴方法。通过刺激头部三阳经在头部分布的腧穴，从而达到治疗运动障碍、感觉障碍等疾病的目的，具有取穴简便、临床疗效优的特点，广泛应用于各类神经系统疾病如中风、失眠、抑郁症、三叉神经痛等。

1. 选穴

"三区"即顶区（百会穴向后区域）、顶前区（百会穴到前神聪穴区域）、额区（前神聪穴到神庭穴区域）；"三线"即督脉、足太阳膀胱经、足少阳胆经；头针穴位是选取三区与三条经脉相交的九个点（图6-1）。

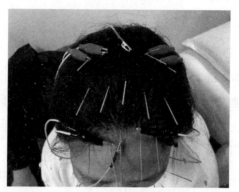

图 6-1　头针取穴示意图

2. 操作方法

局部皮肤消毒后，应用0.25mm×40mm毫针，针体与皮肤呈15°，平刺进帽状腱膜下，进针深度约为30mm，向前或向后透刺，针后捻转，200次/分钟，捻转5分钟，针刺之后针柄连接电针仪进行电刺激，波形选择疏波，频率2Hz，电流大小以患者耐受为度，刺激时间30分/次，一日1次。

五、理论基础

头针是在头部进行针刺以治疗各种疾病的一种方法。"三区三线"头针是根据中医传统理论，结合现代脑功能定位在头皮的投影区域，在头部选取相关的经穴进行治疗。"三区"即顶区（百会穴向后区域）、顶前区（百会穴到前神聪穴区域）、额区（前神聪穴到神庭穴区域），"三线"包括督脉、足太阳膀胱经、足少阳胆经。《素问·脉要精微论》指出："头者，精明之府。"张介宾注："皆上升于头。"说明头部与人体内的各脏腑器官的功能有密切的关系。

头为诸阳之会，手足六阳经皆上循于头面。手足少阳经分布于头侧部。手少阳三焦经"……其支者，从耳后入耳中，出走耳前，过客主人前，交颊，至目锐眦"。足少阳胆经"起于目锐眦，上抵头角，下耳后，循颈，行手少阳之前……其支者，从耳后入耳中，出走耳前，至目锐眦后"。手太阳经分布于头颊、头颈部。足太阳膀胱经"起于目内眦，上额交巅；其支者，从巅至耳上角；其直者，从巅入络脑，还出别下项"。督脉"上至风府，入于脑，上巅，循额，至鼻柱"。

原合配穴是李晓宁教授以传统中医理论为依据总结出的一套治疗慢性失眠的配穴方法，以心经和心包经的原穴和合穴相配，起到调整脏腑功能的作用。手少阴心经内属于心，对心经穴进行针刺，调节心经气血，可以使心神复得血气濡养，心神归于其室，心神得安而治愈失眠。心为人身之君主，不会受邪，若外邪侵袭心脏，则心包络代心受邪，正如《灵枢·邪客》说："故诸邪之在于心者，皆在于心之包络。"针刺有扶正祛邪的作用，对于厥阴心包经经穴进行针刺，可以祛除心包之邪，邪去则心神安于其室，心神得安而治愈失眠。

神门穴属于手少阴心经，是手少阴心经的原穴，原穴是精气所注、气血旺盛的部位，也是脏腑原气所留止的部位。针刺神门穴可以调节心经气血，濡养心神。同时，《采艾编》中说："神门，神明之宫，此其门路也。"为心神出入的门户，当心神不宁等出现时，针刺神门穴可养心安神。

少海穴属手少阴心经，是手少阴心经的合穴。经脉气血由合穴处深入，进而合于脏腑。少海穴名取少阴之海之意，意为此穴为少阴经气血汇聚之所在，对此针灸可以调节心经气血，濡养心神。

大陵穴为手厥阴心包经之原穴，同时也是十三鬼穴之一，因其能治疗临床多种神志疾病，故又称"鬼心"。《灵枢·邪客》曰："心者，五脏六腑之大主……诸邪之在于心者，皆在于心包络。"研究表明，针刺大陵穴可以通过激活中枢神经系统额颞叶皮质，从而调节慢性失眠患者神经功能。

曲泽穴属于手厥阴心包经，是手厥阴心包经的合穴。经脉气血由合穴处深入，进而合于脏腑。因此针刺曲泽穴可以调节心包经气血，同时扶正祛邪。

五脏六腑之气输注于腰背部的腧穴，称为背俞穴。背俞穴除治疗相应脏腑病外，还可治疗与该脏腑有相关联系的五官病、肢体病。背俞穴常和募穴配伍治疗脏腑病。失眠与心、肾关系最为密切，心俞、肾俞能调节心与肾的生理功能。心胆气虚，易惊配胆俞；肝主疏泄，有焦虑症状配肝俞、期门、日月；有抑郁症状配肝俞、三焦俞。

　　在临床中，我们发现针灸治疗失眠有较好的疗效，能够避免患者长期服用西药而产生的副作用，但经过多例患者，我们发现凡是服用过镇定药物的患者，针灸治疗时间较长才能有好的疗效，并且治疗前必须明确诊断，排除可能导致失眠的其他疾病，防止误诊漏诊。对于长期失眠或对西药已产生依赖的重症失眠患者，应针药结合进行全面的治疗，同时配合心理疏导，使患者逐渐减少西药的服用量。

第七章　偏头痛

偏头痛是神经内科常见疾病，表现为反复发作的一侧或两侧搏动性头痛，常伴有恶心、抑郁、倦怠及对声音、光线敏感等症状，一般持续 4 ～ 72 小时。偏头痛的产生机制至今没有得到统一定论，各国学者已研究并提出多种学说，目前主要有血管源学说、三叉神经血管学说等。

一、分类与诊断

（一）临床分期

偏头痛发作可分为前驱期、先兆期、头痛期（有伴随症状）和恢复期，但并非所有患者或所有发作均具有上述四期，同一患者可有不同类型的偏头痛发作。

1. 前驱期

前驱期的症状常被患者忽略，头痛发作前，患者可能存在如易激惹、疲乏、活动减少、渴望进食某些特定食物、不停地打哈欠以及颈部发硬等情绪改变或躯体不适等症状，应仔细询问病情。

2. 先兆期

偏头痛先兆多表现为视觉先兆，典型的表现为闪烁性暗点，如注视点附近出现"之"字形闪光，并可以逐渐向右或向左扩展，随后可表现为锯齿形暗点。某些病例可能仅有暗点，而无闪光。感觉先兆是第二常见的先兆类型，可表现为针刺感、麻木感或蚁行感。先兆也可表现为言语障碍，但不常发生。

3. 头痛期

约 60% 的头痛发作以单侧为主，可左右交替发生，约 40% 为双侧头痛。搏动性头痛是偏头痛特征性的表现，多为中度至重度，常会影响患者的生活和工作。一些日常活动或姿势，如散步、上楼梯、弯腰、咳嗽或打喷嚏等，可加重头痛。头痛多位于颞部，也可位于前额、半侧或全头部、枕部或枕下部。

4. 恢复期

头痛之后，患者常感到疲乏、筋疲力尽、易怒或不安，还会发生注意力不集中、头皮触痛或情绪改变。

（二）偏头痛的诊断

1. 询问病史

首先应询问头痛的疼痛特征，包括头痛的部位、性质、严重程度、持续时间、诱发因素、伴随症状，对工作、学习及日常活动的影响。

头痛的伴随症状对头痛的诊断十分重要。是否伴有恶心、呕吐、畏光、畏声及其他自主神经症状是鉴别原发性头痛的关键，发热、抽搐、偏瘫、意识障碍等症状常能有力地提示继发性头痛的可能，头晕、睡眠、精神状况等亦需关注。

　　注意探寻头痛的诱因、前驱症状、加重或缓解因素。女性患者应询问头痛是否与月经有关，是否会因劳累、紧张、饮食、气候等因素诱发；头痛前有无疲乏、情绪波动、身体不适、视觉模糊、感觉运动异常等前驱和先兆症状；头痛是否会因用力、咳嗽、打喷嚏、头部转动、体位改变等加重。必须了解头痛是否会因行走、爬楼等日常体力活动而加重，头痛时患者是否避免进行这些日常体力活动。

　　此外，还须留意患者的家族史、既往病史、外伤（尤其颅脑外伤）史、药物治疗史，必要时还应关心患者的工作情况、家庭生活和社会心理压力等方面情况。

2. 体格检查

　　体检应全面而有重点。除体温、血压等生命体征外，着重检查头面部、颈部和神经系统。注意查看有无皮疹，触诊有无颅周、颈部、副鼻窦压痛以及颞动脉、颞颌关节等情况，每个头痛患者，特别是初诊患者均应进行眼底检查，明确有无视乳头水肿并检查脑膜刺激征。通过意识、言语、颅神经、运动、感觉和反射检查可明确是否存在神经系统受损的体征。注意评价患者有无抑郁、焦虑等精神心理疾病。

3. 诊断标准

　　（1）无先兆偏头痛的诊断标准具体如下。

　　1）符合2）～4）项特征的至少5次发作。

　　2）头痛发作（未经治疗或治疗无效）持续4～72小时。

　　3）至少有下列中的2项头痛特征：①单侧性；②搏动性；

③中或重度疼痛。④日常活动（如走路或爬楼梯）会加重头痛或头痛时避免此类活动。

4）头痛过程中至少伴随下列1项：①恶心和（或）呕吐；②畏光和畏声。

5）不能归因于其他疾病。

（2）有先兆偏头痛的诊断主要根据先兆特征，需要有两次以上的先兆发作并排除继发性头痛的可能。符合以下2）～4）特征的先兆为典型先兆，如果典型先兆后1小时内出现偏头痛样头痛发作，即可诊断为伴典型先兆的偏头痛性头痛；如果典型先兆后的头痛不符合偏头痛性头痛的特点，则诊断为伴典型先兆的非偏头痛性头痛；典型先兆后也可以没有头痛发作，此时诊断为典型先兆不伴头痛。

1）符合2）～4）特征的至少2次发作。

2）先兆至少有下列的1种表现，没有运动无力症状：①完全可逆的视觉症状，包括阳性表现（如闪光、亮点、亮线）和（或）阴性表现（如视野缺损）；②完全可逆的感觉异常，包括阳性表现（如针刺感）和（或）阴性表现（如麻木）；③完全可逆的言语功能障碍

3）至少满足下列的2项：①同向视觉症状和（或）单侧感觉症状；②至少1个先兆症状逐渐发展的过程≥5分钟，和（或）不同先兆症状接连发生，过程≥5分钟；③每个症状持续5～60分钟。

4）在先兆症状同时或在先兆发生后60分钟内出现头痛，

头痛符合无先兆偏头痛诊断标准2）～4）项。

5）不能归因于其他疾病。

4. 辅助检查

偏头痛目前尚缺乏特异性的诊断性检查手段，辅助检查的目的是为了排除继发性头痛或了解偏头痛患者合并的其他疾病。

（1）血液化验：主要用于排除颅内或系统性感染、结缔组织疾病（如颞动脉炎）、内环境紊乱、遗传代谢类疾病等引起的头痛。例如，疑有颞动脉炎的患者应化验血沉和C反应蛋白，50岁后的新发头痛均需留意颞动脉炎的可能。

（2）脑电图：偏头痛患者发作间期脑电图可有轻度异常，但明确的异常脑电活动发生率低，与正常人群一般并无不同。局灶性慢波见于0～15%的偏头痛患者，棘波活动见于0.2%～9%的偏头痛患者。视觉先兆过程中，均有关于慢波、背景活动波幅下降及正常脑电的报道。

（3）经颅多普勒：在偏头痛发作时，经颅多普勒可以观察到血流速度增快或减慢、血流速度不稳定、血流速度两侧不对称等表现。

（4）腰椎穿刺：腰穿除用以了解颅压高低，主要用于排除蛛网膜下腔出血、颅内感染和脑膜癌病引起的头痛。突然发生的严重头痛，如果CT正常，仍应进一步行腰穿检查以排除蛛网膜下腔出血的可能。

（5）CT和MRI检查：CT和MRI检查是了解头痛是否源于颅内器质性病变的主要手段。

二、典型病案

[病案一]

患者于某，女，32岁，于2016年5月14日入院。

主诉：发作性头痛7年，近半天加重。

现病史：患者自诉7年前开始出现头痛发作，发作多于劳累、紧张后出现，多为前额胀痛，程度中至重度，持续半小时以上，可伴有恶心、呕吐，头痛在进入睡眠后消失，发作前感觉一侧口角、上肢麻木，10～20分钟后头痛开始发作，未系统诊治，入院前半天再发头痛，性质同前，持续半小时以上，发作前半小时内出现言语表达障碍，伴有发热，为明确诊断及系统治疗来我院门诊。患者精神、睡眠、饮食、二便正常。

查体：血压132/94mmHg，呼吸22次/分，神志清，言语流利，四肢肌力及肌张力正常，腱反射正常，双侧病理征（－），感觉及共济正常。

辅助检查：头颅MRI及CT未见异常，心电图、血常规、尿常规、便常规、肿瘤标志物、感染性标志物系列、心脏彩超、甲状腺功能未见异常。

诊断：偏头痛。

针刺治疗：头针结合刺络放血疗法。

治疗效果：治疗后，患者自觉前额胀痛、恶心、呕吐症状明显减轻，且发作频率降低，头痛、前肢体麻木等不适症状消失。

[**病案二**]

患者栾某，女，60 岁，于 2017 年 9 月 6 日入院。

主诉：右侧头痛 1 周，加重 3 日。

现病史：该患者于 1 周前无明显诱因出现右侧颞部头痛，伴有刺痛，伴有搏动感，3 天前疼痛时伴有视物模糊，不伴有耳鸣、腰膝酸软，无后颈部不适，症状呈持续性，服用药物后症状缓解。近 3 日患者自觉症状有所加重，头痛时测血压 170/90mmHg，今患者为求进一步中西医结合系统治疗故来我院就诊。现患者饮食尚可，二便正常，睡眠欠佳。

查体：神志清楚，言语流利，查体合作，双侧瞳孔等大同圆，对光反射存在，病理征为引出，胸廓对称，心率为 75 次 / 分。

辅助检查：自带头部 CT 示腔隙性脑梗死。

诊断：偏头痛，高血压病，糖尿病。

针刺治疗：头针结合刺络放血疗法。

西药治疗：给予降压药控制血压。

治疗效果：治疗 1 周后，患者头痛好转，偶有发作，视物不清好转。治疗 13 天后，患者已无不适症状。

三、偏头痛的特殊针刺治疗

根据偏头痛的病因病机以及发病特点，采用疏局部经络的针刺手法配合三棱针放血治疗。

1. 选穴

"三区三线"头针、双侧太阳穴。

2. 针刺方法

针刺头针时，患者取坐位，取 0.25mm×40mm 毫针，以75% 酒精皮肤消毒后，向后平刺 0.5 ～ 0.8 寸。针刺得气后，头针接通电针仪，疏密波 30 分钟，每日 1 次。

3. 刺络放血

在常规针刺治疗结束后，嘱患者头转向健侧，在患者患侧颞浅静脉额支分布区域内，选取最充盈的一支，用 75% 酒精常规皮肤消毒后，左手拇、食指固定穴位周围皮肤，右手持三棱针对准充盈的颞浅静脉处快速连续分散浅刺（即赞刺），让血液自然流下，医生戴一次性医用手套，持无菌干棉球于下方接住，不用按压，待其自然停止后，按压针孔片刻。

疗程：常规针刺每天 1 次，刺络放血每周 1 次，一周为 1个疗程，4 个疗程后评价疗效。

四、理论基础

头针以"三区三线"为基础，覆盖督脉、足太阳膀胱经、足少阳胆经等循行经过头部的经脉，可疏导头部经络气血。

刺络放血疗法又称为"刺血疗法""放血疗法"，是一种通过使用三棱针、梅花针、粗毫针等针具或刀具刺破人体穴位或者浅表血络，放适量血液，从而达到治疗疾病目的的一种传统针灸方法。

刺络放血疗法在《内经》中有较为丰富的论述，认为刺血疗法对疾病的治疗，主要是通过调整阴阳、疏通经络、调和气血来实现的。《素问·血气形志》中有"凡治病必先去其血"。《灵枢·口问》中载："夫百病之始生也，皆生于风雨寒暑，阴阳喜怒，饮食居处，大惊卒恐，则血气分离，阴阳破败，经络厥绝，脉道不通。"当人体的阴阳失去平衡，经脉功能紊乱，气血不和时，人体就容易患病，在络脉方面，也会伴随出现一些病理性的征兆。《素问·三部九候论》指出："经病者治其经，孙络病者治其孙络血，血病身有痛者治其经络。"

有关赞刺的描述在《黄帝内经》原文有"赞刺者，直入直出，数发针而浅之出血，是谓治痈肿也"。偏头痛无论是何类型，都是因为气血不通，脉络瘀阻，从而导致"不通则痛"。偏头痛患者大多从青春期开始发病，到临床就诊时病史都较长，"久病入络，久病成瘀"，所以偏头痛患者都具有瘀血征象，通过刺血络，放出其中恶血，使经络得以疏通，气血得以调和，从而达到治疗偏头痛的目的。

五、注意事项

（1）由于放血操作皮肤破损面较大，临床操作时要注意对器具和施术者手部消毒，进行无菌操作以杜绝感染，同时要注意避开动脉或者大血管。

（2）患者应生活规律，注意劳逸结合，不宜过度紧张或疲劳，否则会引起偏头痛的发作。应适当开展体育活动，如慢跑、散步、游泳、打太极拳、练气功等。运动能增强血管的韧性和弹性，改善血管舒缩功能。

（3）防止风寒侵袭，天气寒冷或气候骤变时，应注意防寒保暖，外出时戴好帽子或头巾。平时不可睡卧当风或冲风冒雨。妇女月经期尤应注意防范。

（4）据报道许多食物可以诱使血管神经性头痛的发作，如巧克力、酒精、牛乳制品、柠檬汁、油煎脂肪食品、猪肉、茶、咖啡、洋葱、啤酒以及海鲜食品，都可以导致血管神经性头痛的发作，其中以巧克力和酒精饮料作用最强，可能性最大，其次为牛乳制品和柠檬汁。所以偏头痛病人在头痛发作期应吃清淡可口、易消化吸收的食物，多食新鲜蔬菜和水果，特别是绿色蔬菜，忌食辛辣、厚味食物，保持心情舒畅，大便通畅，才能预防血管神经性头痛的发作。

第八章 中风后肩手综合征

肩手综合征又被称为反射性交感神经营养不良综合征（reflex sympathetic dystrophy，RSD），主要表现为肩痛、手指疼痛以及手指、腕部肿胀，皮肤变薄，出汗，感觉异常等自主神经症状，以及关节活动受限，常因疼痛较重而出现挛缩，成为肢体功能恢复的主要障碍。

一、分类与诊断

（一）发病机制

1. 交感神经系统功能障碍

目前研究表明，中风后肩手综合征的发病机理尚未明确，但是交感神经系统功能障碍假说是目前较为认可的病理机制。患者脑卒中后引起患侧脑血管运动神经异常，受到刺激引起交感神经兴奋，从而引起血管舒缩异常，致使血液循环不佳，末梢回流障碍，最终出现了局部组织营养不良。

2. 腕关节过度屈曲

肩手综合征发病初期，患者及其家属不能正确摆放患肢，腕关节长期受压及过度屈曲，严重影响其正常活动，造成静脉回流障碍，导致了水肿的出现。

3. 外力过度牵拉

患者发病初期肩关节被过度牵拉，或进行非正确引导下的康复运动，会破坏关节及其周围结构，引起关节组织的炎症反应，出现疼痛、水肿等症状。

4. 内分泌障碍

患者出现急性脑血管病、梗死灶或者出血灶会压迫脑组织，使其供血不足，从而引起海马体、下丘脑等部位大量产生促肾上腺皮质激素释放激素（CRH）。当CRH释放量超出正常水平时，部分CRH被运送到垂体前叶，而另一部分则与其受体结合并且活化，提高了交感神经兴奋性，进而出现一系列症状。

5. 其他因素

除了静脉输液时不慎将液体渗入手部组织内，手部出现的小损伤等因素外，肩痛还可能与局部损伤出现的炎症反应、关节强直挛缩等密切相关。

（二）临床分期

现在临床上对中风后肩手综合征疾病的分期共有3期。

Ⅰ期又称急性发作期，此期疼痛开始出现，一般以肩、手处关节疼痛多见，且伴有关节活动障碍。手指关节一般维持在轻度屈曲位，关节活动受限，腕关节活动障碍尤其是屈曲时会加重疼痛，也可出现手指、手掌、手腕局部水肿，部分患者还会出现皮肤潮红、皮肤温度增高等表现。

Ⅱ期又称营养障碍期，此期关节肿胀、活动障碍、疼痛等进一步加重或减轻，出现上肢皮肤变薄，还会出现上肢局部皮肤温度降低或正常；同时出现明显萎缩的手部小肌肉，还可出现肥厚的手掌筋膜。

Ⅲ期又称后遗症期，此期疼痛好转或者消失，但手部及肩部关节功能障碍最为严重，局部组织的血管运动性改变或者消失，手部肌肉明显萎缩造成挛缩畸形。也有不典型的肩手综合征，主要特征为局部组织局限疼痛或者活动障碍。

（三）诊断标准

（1）神经系统疾病所导致的上肢功能障碍，如脑卒中偏瘫。

（2）单侧肩和手静止时出现疼痛，皮肤潮红，皮温升高。

（3）手指屈曲，手和腕部水肿。

（4）局部无感染、外伤及周围血管病。

（5）X线及其他相关检查排除肩周炎、关节肌肉病、类风湿关节炎等引起的异常疼痛及肩关节活动受限疾病。

二、临床评估

1. 简化 Fugl-Meyer 运动功能评分

简化 Fugl-Meyer 运动功能评分是对上肢、下肢运动功能的简化评定形式，以是否能完成各项活动为评分标准。满分为

100分，＜50分为严重运动残损，50～80分为明显运动残损，85～95分为中度运动残损，96～99分为轻度运动残损。其因省时、简便而在临床广泛应用。

2. 疼痛目测类比评分法（VAS）

VAS是将疼痛的程度用0～10共11个数字表示，0表示无痛，10代表最痛。病人根据自身疼痛程度在这11个数字中挑选一个数字代表疼痛程度，具体评分标准如下。

（1）0分：无疼痛。

（2）3分以下：有轻微的疼痛，患者能忍受。

（3）4～6分：患者疼痛并影响睡眠，尚能忍受，不影响生活。

（4）7～10分：患者有渐强烈的疼痛，疼痛剧烈或难忍。

3. 改良Barthel指数量表

将日常生活中的一些基本活动，如穿衣、进餐、如厕、行走等分为独立、部分独立、需极大帮助和完全依赖四个等级，得分越高，独立性越高，依赖性越小。

三、典型病案

〔病案一〕

患者张某，男，54岁，于2018年8月20日入院。

主诉：右侧肢体活动不利5月余，加重7日。

现病史：患者3月11日无明显诱因突然出现右侧肢体无

力症状，遂到当地医院就诊，行头部 CT 示脑出血，出血量约 40mL，予以去骨瓣降颅压治疗，治疗后患者右侧肢体活动无力症状好转，出院时患者遗留右侧肢体活动不利症状。患者一周前出现右侧肩部疼痛，为求进一步治疗来我院就诊，门诊以"中风病"收入我科。

查体：神志清楚，语笨，鼻饲饮食，胸廓对称，心率为 78 次/分，心律齐。双侧瞳孔对光反射存在，右侧肩关节半脱位，右侧上肢肢体肌力 2 级，右侧下肢肢体肌力 1+ 级，右侧肢体腱反射亢进，右侧下肢 Babinski 征（+），无脑膜刺激征。

辅助检查：改良 Barthel 指数量表评分为 38 分，疼痛目测类比评分法（VAS）评分为 7 分，上肢 Fugl-Meyer 运动功能评分量表评分为 30 分。

诊断：脑出血恢复期。

针刺治疗：肩部取肩髃、肩贞、肩前、臂臑以及其左右旁开 2 寸处。手部选穴参考第五章。寻找肩部痛点进行梅花针叩刺放血，并留罐 10 分钟。选择最痛点进行热敏灸，每次 40 分钟。上述治疗方法每日 1 次，连续治疗 5 天后休息 2 日，1 周为 1 个疗程。

治疗效果：患者右侧肢体活动不利症状好转，改良 Barthel 指数量表评分为 60 分，疼痛目测类比评分法（VAS）评分为 3 分，上肢 Fugl-Meyer 运动功能评分量表评分为 42 分。

〔病案二〕

患者刘某，女，62岁，于2016年5月21日入院。

主诉：左侧肢体活动不利11个月，加重2周。

现病史：患者于2015年6月无明显诱因出现左侧肢体活动不利，于当地治疗疗效不明显，遂前往医大二院就诊，确诊为脑梗死，急性期治疗后前往康复医院进行康复治疗，2个月后出院。患者近2周来肢体不适症状加重，出现左侧肢体麻木、沉重感，左侧肩部疼痛，左侧手部肿胀，遂前往我院寻求治疗。

查体：神志清楚，左侧下肢肢体肌力3级，上肢肌力2级，左侧肢体腱反射亢进，左侧下肢Babinski征（＋），左侧肢体感觉减退。

辅助检查：改良Barthel指数量表评分为45分，疼痛目测类比评分法（VAS）评分为8分，上肢Fugl-Meyer运动功能评分量表评分为32分。

诊断：脑梗死。

针刺治疗：针刺取穴同病案一。在肩部取适当穴位进行热敏灸，操作时间为40分钟。上述操作连续治疗5天后休息2日，1周为1个疗程。

治疗效果：治疗后，患者右侧肢体活动不利症状好转，改良Barthel指数量表评分为66分，疼痛目测类比评分法（VAS）评分为3分，上肢Fugl-Meyer运动功能评分量表评分为41分。通过针刺配合热敏灸改善症状，加快了患者肢体运动功能和中风后肩手综合征的恢复，取得较好临床效果。

四、中风后肩手综合征的特殊针刺治疗

针对患者的临床症状及肩手综合征的发病机制，李晓宁教授采用肩三针配合背伸肌拮抗电针进行治疗，取得了较好的临床疗效，具体方法如下。

1. 选穴

取患侧肩髃、肩贞、肩前、臂臑以及其左右旁开 2 寸处。

2. 操作方法

针刺部位常规消毒后，选用 0.25mm×40mm 的针灸针，让患者平卧，先用手指在肩峰下探到凹陷处，通常按压它，病人会有明显的麻胀感。针尖向肩关节方向刺入，以肩关节周围或向下有麻胀感为度。将肩髃与臂臑一组、肩前与肩贞分别和臂臑左右 2 寸的穴位成组连接电极，正极在上，负极在下，电针波形选用密波，电流大小以患者耐受为度，每次 30 分钟。手部选穴及操作方法见第五章。

五、理论基础

肩关节及上肢为手三阴三阳六经循行所过，故从经络角度来看，手部经络系统的调畅与否很大程度上影响着上肢的功能状态，而脑卒中患者肩手综合征发病常同时累及手三阳经。输

穴是经气所注，由浅入深，脉气渐盛的重要部位。临床上针刺肩三针最直接的作用就是疏通经络，平衡阴阳，调和气血，镇静镇痛。肩髃是治疗肩部、手臂挛痛，上肢麻痹不遂的主穴；肩贞穴是治疗肩胛肿痛、肩臂痛、上肢麻痹或瘫痪的主穴；肩前穴是治疗肩臂痛、上肢关节痛或瘫痪的主穴。三穴齐刺，效专而力宏，即可缓解疼痛，又可促进肩关节功能恢复。同时又选择臂臑以及左右 2 寸处的穴位以加强疗效。

　　经临床观察，针刺后在肩部压痛点梅花针叩刺放血拔罐可增强止痛效果。据研究，排出少量血液可加速新陈代谢，刺激末梢神经兴奋，使局部神经、血管、肌肉得到充分营养，促使神经功能恢复。此外，放出少量血液可改善局部微循环，稀释局部组织在伤害性刺激下释放的止痛物质，因而有效缓解疼痛。在调整血液循环障碍的同时，也改善了体液循环障碍使水肿消退。

　　除了针刺和梅花针叩刺放血拔罐之外，在临床上还可对肩部进行热敏灸。热敏灸是以经络理论为指导，采用艾条温和灸体表"热敏化穴（即热敏点）"，激发经络感传，促进经气运行，使气至病所，从而提高临床疗效的一项全新的艾灸疗法。热敏灸疗法与传统温和灸疗法虽然表面上都是对准穴位悬空而灸的悬灸疗法，但有以下本质的不同：①灸感不同，热敏灸强调施灸过程中产生透热、扩热、传热、表面不（微）热深部热、局部不（微）热远部热、非热感等 6 种热敏灸感和经气感传，气至病所，传统悬灸仅强调局部和表面的热感。②灸位不同，热敏灸是在热敏穴位上施灸，热敏穴位对艾热异常敏感，最易激发经气感传，小刺激产生大反应；而传统悬灸不要求辨别与选择热敏穴位施灸，因此激发经气感传的效率很低。③灸量不同，在施行热敏灸疗法时，每穴的施灸时间不是固定不变的，而是因人、因病、因穴而不同，是以个体化的热敏灸感消失为度的施灸时间，这是患病机体自身表达出来的需求灸量，所以是最适合的个体化充足灸量，即饱和消敏灸量。热敏灸感与针刺产生的得气感与气至等经气活动一样，是人体经气激发与运行的表现，是人体内源性调节功能被激活的标志，因此热敏灸感的产生能显著提高艾灸疗效。

六、注意事项

此类患者多长期卧床，加之静脉点滴药物治疗，手部易出现浮肿，若不伴有疼痛及皮温改变，则不能诊断为本病；一些患者会出现中风后患侧肢体的疼痛，单独出现亦不能诊断本病。积极配合康复治疗能减轻患侧肢体的水肿及疼痛，同时要注意患者患肢的体位摆放。

参考文献

[1]. 陈日新. 热敏灸实用读本 [M]. 北京：人民卫生出版社，2009.

第九章　中风后抑郁

中风后抑郁是一种继发于中风病的情感障碍。据研究，目前国内外中风后抑郁的发病率均为 30%～50%，是临床中不可忽视的问题。对其原因进行分析，可能是中风导致的神经解剖或是生化物质紊乱引起的内源性抑郁，也有可能是因中风引起的认知功能及躯体功能的损害导致的原发性抑郁。总之，中风后抑郁是生物学、社会学及心理学等多种因素共同作用的结果，在临床中急待解决。

一、诊断

中风病中医诊断标准参照《中风病诊断与疗效评定标准》，中风病西医诊断标准参照《脑卒中患者临床神经功能缺损评分标准》，抑郁症诊断标准参照《中国精神障碍分类与诊断标准》。诊断标准包括症状标准、严重标准、病程标准和排除标准。

1. 症状标准

中风后抑郁表现以心境低落为主，至少有以下 9 项中的 4 项。

（1）兴趣丧失，无愉快感。

（2）精力减退或疲乏感。

（3）精神运动性迟滞或激越。

（4）自我评价过低，自责，或有内疚感。

（5）联想困难或自觉思考能力下降。

（6）反复出现想死的念头或有自杀、自伤行为。

（7）睡眠障碍，如失眠、早醒或睡眠过多。

（8）食欲降低或体重明显减轻。

（9）性欲减退。

2. 严重标准

患者社会功能受损，给患者造成痛苦或不良后果。

3. 病程标准

（1）符合症状标准和严重标准至少持续2周。

（2）可存在某些分裂性症状，但不符合精神分裂症的诊断，若同时符合精神分裂症的症状标准，在精神分裂症状缓解后，满足抑郁症发作标准至少2周。

二、临床评估

临床上对于抑郁症的评估应用的心理学量表较多，如汉密尔顿抑郁量表（HAM-D）、贝克抑郁量表（BDI）、抑郁自评量表（SDS）等。

汉密尔顿抑郁量表评定方法简便，标准明确，便于掌握，故在临床上极为常用。焦虑/躯体化、体重、认识障碍、睡眠障碍及绝望感为测试因子。总分>24分为严重抑郁症，总分在

17～24分则肯定有抑郁症；总分在7～17分为有抑郁症倾向；总分＜7分为正常。

贝克抑郁量表把抑郁分为三个维度：①消极态度或自杀，即悲观和无助等消极情感；②体症状，即表现为易疲劳、睡眠不好等；③工作困难，即感到工作比以前困难，在临床同样应用广泛。

抑郁自评量表使用简便，并可直观地反映抑郁患者的主观感受。适用于具有抑郁症状的成年人。但对具有严重迟缓症状的抑郁症则难于评定。此外抑郁自评量表对于文化程度较低或智力水平稍差的人的评定效果不佳。

三、典型案例

[病案一]

某患，女，54岁，于2017年9月16日入院。

主诉：右侧肢体活动不利20日。

现病史：该患者20日前无明显诱因出现右侧肢体无力症状，由家属立即送至当地医院就诊，行头部CT示脑出血，并给予对症治疗，具体用药剂量不详，但仍遗留右侧肢体活动不利。现患者间断性头痛、头晕，右侧肢体活动不利，心情低落，时有落泪，无恶心、呕吐，饮食、二便正常，睡眠欠佳。

既往史：有糖尿病、高血压病史，否认冠心病史。

查体：神志清楚，言语略笨，双眼对光反射存在，双侧眼球等大，对光反射灵敏，各方向活动自如，伸舌偏右，右侧中枢性面、舌瘫，右侧肢体肌力 1 级，肌张力高，右侧肢体腱反射亢进，右侧下肢 Babinski 征（＋），左侧肢体肌力 5 级，肌张力可，左侧肢体腱反射可，无脑膜刺激征。汉密尔顿抑郁量表评分为 19 分。

辅助检查：自带头 MRI 示脑出血。

诊断：中医诊断为郁证（肝肾不足）。西医诊断为中风后抑郁，脑出血，高血压病，Ⅱ型糖尿病

针刺治疗：头针给予"三区三线"头针结合电刺激治疗；右侧肢体给予偏瘫侧肢体针刺治疗，取穴为肩髃、臂臑、天井、手三里、外关、髀关、血海、足三里、阳陵泉、解溪、太冲；耳针治疗取心、肾。

药物治疗：同时给予中药汤剂：逍遥散与柴胡疏肝散加减，每日 2 次，早饭前晚饭后服用，1 周为 1 个疗程；西药：百忧解片口服，每次 20mg，每日 1 次，治疗期间连续口服，共 12 周。

治疗结果：汉密尔顿抑郁量表得分为 7 分，较之前的 19 分有明显好转。患者自觉情绪明显好转，右侧肢体活动不利症状也有所好转，现能够自主完成日常生活活动，通过针刺配合药物改善了其情绪状态及肢体功能，家属描述患者心情较之前开朗愉悦，也加快了患者肢体活动功能的恢复，取得了较好的临床效果。

［案例二］

某患，男，49 岁于 2018 年 8 月 1 日入院。

主诉：右侧肢体活动不利伴言语不利 5 月余，加重 3 日。

现病史：患者于 2 月 27 日晚无明显诱因出现右侧肢体活动不利，伴言语不利，神志尚清，不伴恶心呕吐，家属遂立即将其送往哈尔滨医科大学附属第一医院住院治疗，行头 CT 示脑出血，于 28 日行开颅引流手术，给予脱水降颅压、抗炎等对症治疗，病情稳定后出院。患者后又进入康复医院治疗，症状略见好转，但仍留有右侧肢体活动不利伴言语不利。3 日前患者自觉症状加重，休息后未见缓解，现患者右侧肢体活动不利伴语言不利，神志清楚，心情低落，沉默寡言，不配合治疗，二便、饮食尚可，睡眠较差。

查体：神志尚清，颈软，语言不利，双瞳孔等大同圆，对光反射存在，右侧中枢性面舌瘫，右侧上肢肌力 2 级，右侧下肢肌力 4- 级，左侧肢体肌力、肌张力正常，右侧上肢肌张力增高，四肢腱反射对称存在，右侧偏身浅感觉减退，右下肢病理征（+），汉密尔顿抑郁量表得分为 20 分。

辅助检查：自带头 CT 示脑出血。

诊断：中医诊断为中风病（肝阳上亢）；西医诊断为脑内出血恢复期，高血压病。

针刺治疗：头针给予"三区三线"头针结合电刺激治疗；右侧肢体给予偏瘫侧肢体针刺治疗，取穴为肩髃、臂臑、天井、手三里、外关、髀关、血海、足三里、阳陵泉、解溪、太冲；耳针治疗取心、肾。

2.药物治疗：给予中药汤剂：逍遥散与柴胡疏肝散加减，每日2次，早饭前晚饭后服用，1周为1个疗程；西药：百忧解片口服，每次20mg，每日1次，治疗期间连续口服，共12周。

治疗结果：汉密尔顿抑郁量表得分为6分，较之前的20分有明显好转。患者现积极配合治疗，右侧肢体活动不利症状有所好转，能够自主完成日常生活和活动，通过针刺配合药物改善了其情绪状态及肢体功能，家属描述患者心情较之前开朗愉悦。

四、理论基础

耳针疗法为中医学中一种特殊的针灸疗法。其特点是采用毫针或其他特殊类型的针具刺激人体耳部的特殊部位以诊断和治疗某些疾病。耳穴疗法操作简便，无毒副作用，成本低廉，适用人群广泛，不影响日常生活工作，省时省力，因此患者依从性较好，先已得到广泛应用。传统中医学经络理论认为，耳与全身经络、脏腑均有密切联系，通过对耳部某些部位的良性刺激可以平衡气血阴阳，调节脏腑功能，从而用来防治疾病。

本研究根据中医基础理论进行选穴。依据该病的发病机制涉及的相关脏腑，选取"心"和"肾"两个耳穴作为治疗组的治疗穴位。耳穴"心"和"肾"均位于耳甲区，其中，"心"位于耳甲腔正中凹陷处，"肾"位于对耳轮下脚下方后部。根据中医学藏象理论，心藏神，为君主之官，为神明之主，主宰人的精神思维活动。肾为人体先天之本，贮藏人体精气，而精气是人体一切生命活动的基本物质，肾主骨生髓，脑为髓海，脑部生理功能的完整进行依赖于髓海的充盈；肾经又与脑部相通，脑为元神之府，主管思维意识活动。因此，取"心""肾"两穴可以起到补肾固本、宁心安神的功效，从而调节人体调控情志的功能，使患者的抑郁症状得以缓解。

中风后抑郁是以中风为基础导致的情志不舒、心情抑郁、时有落泪、易叹息、情绪不宁、胸部满闷，或咽中如有异物梗塞等症为临床表现的一类病症。20% ～ 60% 的中风患者会出现抑郁症状，阻碍甚至加重了中风患者肢体功能的恢复，严重降低了患者的日常生活能力，对中风的预后有很不利的影响，给家庭及社会带来了严重的精神及经济负担。中风后抑郁不仅阻碍了患者的神经功能恢复，也使该病的死亡率增加了 3 ～ 4 倍，因此提高对中风后抑郁的认识，积极治疗刻不容缓。

第十章 带状疱疹后遗神经痛

带状疱疹是由水痘－带状疱疹病毒引起的急性疱疹性皮肤病，沿一侧周围神经呈带状分布，常伴有神经痛和局部淋巴结肿大。带状疱疹后遗神经痛（PHN）指带状疱疹的皮损已完全愈合后疼痛持续 1 个月以上的慢性神经综合征，是常见的带状疱疹后期并发症，好发于老年及免疫力低下的患者。PHN 以顽固的持续性隐痛伴阵发性剧痛为临床特征，发生部位主要以胸背段为主，其次为腰腿、颈肩部。其发生机制目前尚不清楚，但大多数学者认为与以下三方面有关：①中枢神经异常；②周围神经病变；③神经因素。有些症状始终伴随着 PHN 病程，如失眠和精神痛苦（无助和沮丧）等。PHN 因剧烈的疼痛给患者带来巨大痛苦。

一、临床表现与诊断

（一）临床表现

PHN 属于较剧烈的顽固性疼痛，呈烧灼痛或撕裂样或刀割样痛，疼痛发作时常导致患者寝食不安，生活质量低下，或有焦虑和抑郁，其疼痛可分为以下 3 种类型。

（1）痹痛型：临床表现以浅感觉减退和痛觉敏感为特征，

触痛明显。

（2）激惹触痛型：临床表现以对痛觉超敏为特征，轻轻地触摸即可产生难于忍受的疼痛。

（3）中枢整合痛型：临床上可兼有以上两型的部分或全部的表现，此外，部分 PHN 患者伴有难忍性瘙痒。

（二）危险因素

（1）年龄：患者年龄越大，带状疱疹后遗神经痛的发生率越高，可能与老年人机体免疫功能降低、抗病能力差有关。

（2）皮疹部位：皮疹部位与带状疱疹后遗神经痛的发生有一定相关性，三叉神经眼支附近的带状疱疹发生后遗神经痛的概率高。

（3）疼痛程度：带状疱疹疼痛越严重，后遗神经痛的发生率越高。

（4）前驱疼痛：前驱疼痛也是带状疱疹后遗神经痛的相关因素，前驱疼痛是后遗神经痛发生的前兆。

（5）皮疹面积：皮疹面积越大，带状疱疹后遗神经痛的发生率也会越高。

（6）初次就诊时间：初次就诊时间越早，带状疱疹后遗神经痛的发生率越低。

（7）是否及时治疗：治疗不彻底可以增加带状疱疹后遗神经痛的发生率。

（8）基础疾病：合并有免疫功能低下疾病的患者，带状疱疹后遗神经痛的发生率增加。

（三）诊断标准

（1）既往有带状疱疹病史，临床治愈后出现疼痛持续1个月至2年。

（2）有明显按神经支配区域分布的痛觉且触觉异常，局部可有色素沉着。

（3）疼痛的性质为自发性刀割样或闪电样发作痛或持续性烧灼痛、紧束样疼痛。

（4）患区内有明显的神经受损后其他不适感，如痒、紧束感、蚁行感等。

（5）患者心理负担沉重，情绪抑郁。

二、临床评估

1. 视觉类比量表（VAS）

VAS用来评价疼痛强度。画一个10cm的线段，"0"和"10"分别表示"无痛"和"想象中的最大疼痛"，患者根据其疼痛强度做记号以此评分，"0"至记号间的距离即为痛觉程度评分。对触觉异常性疼痛患者，可通过棉签摩擦刺激皮肤来引发疼痛反应，患者再根据VAS来评定自身疼痛强度分数。

2. 睡眠质量评分（QS）

医师告知患者对其睡眠进行测定"0"分代表无睡眠，

"10"分代表睡眠最好，让患者对睡眠情况进行打分，医师做出相应记录。

三、典型案例

[病案一]

患者张某，男，63岁，于2018年5月31日入院。

主诉：胸背部剧烈疼痛13日。

现病史：患者13天前无明显诱因出现胸背部剧烈针刺样、烧灼样疼痛，伴有红斑出现。红斑形状不规则，在哈尔滨医科大学附属第二医院诊断为带状疱疹。行抗病毒治疗后，患者红斑消退，但仍遗留胸背部疼痛。现患者红斑处有疱疹出现，饮食尚可，睡眠欠佳，二便如常。

查体：体温36.7℃，脉搏90次/分，呼吸18次/分，血压192/92mmhg。双侧瞳孔等大同圆，对光反射可，左眼结膜充血，伸舌居中，四肢肌力及肌张力正常，腱反射对称存在，病理征（-）。睡眠质量评分为2分。VAS评分为6分

诊断：带状疱疹后遗神经痛。

针刺治疗：①火针散刺：患者仰卧位，充分暴露施术部位，常规消毒皮肤后，火针于点燃酒精灯外火焰中烧红亮直至变白，对其背部疱疹、红斑部位进行快速多次点刺，手法宜轻，出针后，用棉球按压针孔片刻。隔日1次，共治疗2个星期。②刺络拔罐：于火针后进行拔罐，留罐15分钟，出血量

5～10mL，起罐后用干棉球擦净血液及组织液。③夹脊电针：取 0.35mm×50mm 毫针，局部消毒后，呈 75°角斜刺 T_{12}～S_2 双侧夹脊，深度 20～25mm，针尖达到椎间板，得气后，行平补平泻法，将 KW808-2 型同一组电针连于脊柱同侧 T_{12} 和 L_2、L_1 和 L_3、L_4 和 S_1、L_5 和 S_2，对侧同上，波型为密波，频率为 100Hz，电流为 2mA，以患者耐受为度，时间为 30 分钟。以上治疗，一周 5 次。

治疗结果：经治疗，患者病情好转，背部疼痛感基本消失，麻木感减轻。神清语利，双侧瞳孔等大同圆，对光反射可，伸舌居中，四肢肌力及肌张力正常，腱反射对称存在，病理征（-）。睡眠质量评分 8 分，VAS 评分为 3 分（图 10-1）。

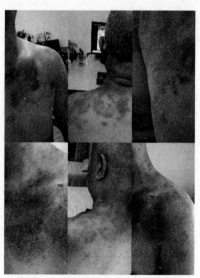

图 10-1　患者治疗前后对比图

[病案二]

患者姜某，女，63 岁于 2017 年 5 月 31 日入院。

主诉：头部及面部，眼眶剧烈疼痛 13 天。

现病史：患者 13 天前无明显诱因出现头部及面部，眼眶剧烈疼痛，病程中伴有红斑出现，其形状不规则，在哈尔滨医科大学附属第二医院进行抗病毒治疗，但仍遗留头部及面部眼眶疼痛、麻木，今为求继续治疗，遂来我院。

查体：神志清楚，双瞳孔等大同圆，双侧眼球各方向活动自如，光反射灵敏，左眼结膜充血，四肢肌力正常，肌张力尚可，腱反射对称存在，生理反射存在，病理征未引出。

辅助检查：头部 MRI（自备）未见异常，视觉类比量表（VAS）评分为 8 分，睡眠质量评分为 4 分。

诊断：中医诊断为蛇串疮（外感邪毒）；西医诊断为带状疱疹后遗神经痛。

针刺治疗：①毫针针刺：取太阳、下关、鱼腰、四白、夹承浆。患者呈坐位或卧位，局部常规消毒后，选择规格为 0.25mm×40mm 一次性无菌针灸针，太阳穴向下斜刺；鱼腰、夹承浆平刺进针；四白、下关直刺。②火针散刺：充分暴露施术部位，取火针一根，用酒精灯将针尖烧至通红变白，快速、垂直于患处进行多点散刺，深度为 2～3mm，出针后用干棉球按压针孔，手法宜轻，以免留下瘢痕。

治疗结果：经过 2 周的治疗后，患者头部及眼眶疼痛明显减轻，视觉类比量表（VAS）评分为 4 分，睡眠质量评分为 7 分。

〔病案三〕

患者张某，男，58 岁，于 2018 年 9 月 18 日入院。

主诉：左侧腰部疼痛 2 月余。

现病史：患者 2 个月前无明显诱因出现右侧腰部烧灼样、针刺样疼痛，伴有红斑出现，其形状不规则，在哈尔滨医科大学附属第二医院诊断为带状疱疹并进行抗病毒治疗，但仍遗留右侧腰部疼痛。今为求继续治疗，遂来我院。

查体：神志清楚，双瞳孔等大同圆，双侧眼球各方向活动自如，光反射灵敏。四肢肌力正常，肌张力尚可，腱反射对称存在，生理反射存在，病理征未引出。右侧腰部皮肤有深棕色瘢痕。

辅助检查：视觉类比量表（VAS）评分为 7 分，睡眠质量评分为 4 分。

诊断：中医诊断为蛇串疮（肝经郁热）；西医诊断为带状疱疹后遗神经痛。

针刺治疗：①夹脊电针：取 0.35mm×50mm 毫针，局部消毒后，呈 75°角斜刺 $L_1 \sim S_1$ 双侧夹脊，深度 20 ～ 25mm，针尖达到椎间板，得气后，行平补平泻法，将 KW808-2 型同一组电针连于脊柱同侧 L_1 和 L_5、L_2 和 S_1，对侧同上，波形为密波，频率为 100Hz，电流为 2mA，以患者耐受为度，时间 30

分钟；②局部围刺：选用 0.35mm×40mm 毫针，针尖等间距以皮损区域边缘向中心平刺，针刺深度 5～10mm，行捻转泻法，电针连上下对称的针，波形为密波，频率 100Hz，电流 3mA，时间 30 分钟（图 10-2）；③火针散刺：取火针一根，用酒精灯将针尖烧至通红变白，快速、垂直于患处进行多点散刺，深度为 2～3mm，出针后用干棉球按压针孔；④刺络拔罐：于火针后进行拔罐，留罐 15 分钟，出血量 5～10mL，起罐后用干棉球擦净血液及组织液。以上治疗每周 6 次，两周为 1 个疗程。

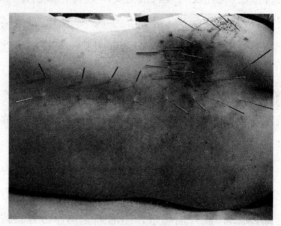

图 10-2 患者针刺治疗图

中药汤剂：解毒活血汤加减。

治疗结果：视觉类比量表（VAS）评分为 2 分，睡眠质量评分（QS）为 8 分，患者腰部痛感显著缓解，睡眠时间较之前延长，生活质量得到很大改善。

四、理论基础

带状疱疹后遗神经痛是带状疱疹皮疹消退后，仍有持续 1 个月以上的剧烈疼痛，好发于中老年人，疼痛性质多样且反复发作，常伴感觉异常、痛觉过敏及超敏，严重影响患者的精神及睡眠。目前 PHN 机制尚不明了，可能涉及外周超敏、中枢敏化、去传入、炎性反应。西医主要予药物、微创介入等治疗，效果不佳，极难根治疾病。本病属中医"蛇串疮"范畴，多由肝火或湿热内蕴导致，复因外部毒邪引起，与情志、饮食关系密切。

夹脊穴循行于背部，旁通督脉，与足太阳膀胱经经气相通，故针刺夹脊可振奋阳气，平衡脏腑气血，通络止痛，同时施以电针以增加刺激量，增强阳气及气血运行，以达到扶正祛邪、调和阴阳之功。从西医角度看，夹脊穴深层分布有脊神经后支、交感神经干等。夹脊电针在受损区形成电场，直接作用于脊神经后支，抑制外周超敏，阻滞痛觉信号传导，减轻炎性反应，促进受损神经修复及再生，影响体液等调节以调控化学介质。对局部进行围刺，可疏通局部脉络及气血，防止邪气外散，阻断疼痛信号传递。

火针具有针与火的双重功效，针可达到调节气血、激发正气之效，火具有引气发散的特性，其力可直达肌表筋肉，通过以热引热，使火热毒邪外散，寓有"火郁发之"之意。火针借助火力强开人体腧穴之外门，使毒邪有路可出，同时火针充盛阳气，畅通气血，故火毒及瘀血得除，并配合拔罐，使瘀血及残毒随针孔充分排出，加快血液循环。

第十一章　三叉神经痛

三叉神经痛是最常见的脑神经疾病，以一侧面部三叉神经分布区内反复发作的阵发性剧烈痛为主要表现。该病的特点是在头面部三叉神经分布区域内骤然发病，骤然停止，疼痛呈闪电样、刀割样、烧灼样、顽固性、难以忍受的剧烈性疼痛。常在说话、洗脸、刷牙或微风拂面，甚至走路时诱发。疼痛历时数秒或数分钟，疼痛呈周期性发作，发作间歇期同正常人一样。本病常发于第二、三支，中医称为"面痛""厥头痛"等。

一、分类与诊断

本病特点为在三叉神经分布范围内疼痛突然发作，因触及某一部位而诱发。临床表现常为诊断本病的主要方法。疼痛以第二、三支多见。患者口角、鼻翼、颊部或舌部为敏感区，轻触可诱发，称为扳机点。本病以中老年人多见，40岁以上患者占70%～80%，女性多于男性。

（一）辨证分型

三叉神经痛分为三型：①风寒证，以有感受风寒病史，面痛遇寒则甚，得热则轻为主要表现，伴鼻流清涕，苔白，脉浮紧；②风热证，表现为痛处有灼热感，流涎，目赤流泪，苔薄黄，脉浮数；③气血瘀滞证，常有外伤史，或病程日久，痛点多固定不移，舌暗或有瘀斑，脉涩。西医常用治疗手段如口服药物卡马西平、辅助维生素 B_{12} 肌肉注射，或封闭治疗等。中医根据病情辨证论治，常用中药、针灸或针药配合等综合疗法，除此之外还有鼻部外敷、电针、穴位注射等传统中医疗法。其中电针针刺治疗临床取得的效果较为显著。

（二）诊断标准

国际头痛协会将三叉神经痛分为原发性（经典性或特发性）和继发性（症状性）两种。

1. 原发性三叉神经痛

临床表现：无神经系统阳性体征，如三叉神经分布区的感觉、运动正常，而有临床症状，应用各种检查未发现明显与发病有关的器质性病变。

病因：尚未完全明确，除了微血管压迫三叉神经节外，还有解剖结构异常引起疼痛，面部遭受寒冷刺激，以及高血压病、骨膜炎、动脉硬化、血管张力破坏、遗传等因素。

2. 继发性三叉神经痛

临床表现：有明显的神经系统体征，如三叉神经分布区内存在感觉减退、麻木，角膜反射迟钝或消失，疼痛呈持续性，听力降低等，并常合并一些脑神经疾病症状。

病因：良、恶性肿瘤，三叉神经半月节部的神经节细胞瘤、神经鞘瘤、脊索瘤等的压迫或是解剖结构的不正常如炎症、外伤、颅骨的畸形等侵犯三叉神经，也可为传染性疾病和糖尿病等引起。根据临床表现要与头痛相鉴别。

（三）辅助检查

神经成像提高了对继发性三叉神经痛的诊断能力，核磁共振成像技术可以识别出引起继发性三叉神经痛的典型特征——神经压迫和多发性硬化，这种鉴别诊断对选择手术治疗还是保守治疗很重要。

二、典型案例

〔病案一〕

张某，男，49 岁，于 2016 年 8 月 12 日入院。

主诉：右颜面间断性剧痛 1 个月，加重 1 周。

现病史：该患者 1 个月前因与人争吵而情绪激动，次日晚间即发右面颊灼热样疼痛，疼痛剧烈，持续 5 分钟左右后疼痛缓解，反复发作持续 1 周，遂至附近医院就诊，诊断为三叉神经痛，口服卡马西平治疗，疼痛次数减少。1 周前该患者因工作压力大，心绪烦躁，夜间突发右侧面部剧痛，右侧颧骨及下方与下颌骨前方触及剧痛，伴有右侧口角处疼痛，疼痛呈放射样剧痛，每次发作持续 3 分钟左右，说话、洗脸、打哈欠时诱发，缓解后如常，口服卡马西平等止痛药症状未见减轻，现患者口臭，小便黄，大便秘结。

查体：神志清楚，构音障碍，双侧瞳孔不等大，右侧 Horner 征（＋），双侧眼震（＋），对光反射存在，无中枢性面舌瘫。下颌支颌孔压痛（＋），VAS（疼痛量表）评分为 7 分。

辅助检查：头 CT 显示头部未见明显异常。

诊断：中医诊断为面痛病，风热证；西医诊断为三叉神经痛。

针刺治疗：头针：头部感觉区的下 2/5，即面部感觉区。面针：太阳、下关、鱼腰、四白、夹承浆。针刺方法：患者坐位或卧位，局部常规消毒后，选择规格为 0.35mm×40mm 一次性无菌针灸针，太阳穴向下 45°斜刺进针，下关向上 45°斜刺进针，鱼腰、夹承浆、四白穴直刺进针。太阳、下关连接电针仪，波形为疏波，每次 30 分钟，每日 1 次。每周治疗 6 天，休息 1 天，此为 1 个疗程。

治疗结果：治疗 2 个疗程后，患者 VAS 评分为 2 分，右侧颧骨及下方与下颌骨前方的疼痛次数明显减少，疼痛程度明显降低，患者说话时诱发的次数减少，可以正常交流，轻洗面部不会诱发疼痛。

[病案二]

陈某，女，59 岁，于 2018 年 6 月 28 日入院。

主诉：双侧面部麻木疼痛 4 个月，加重 1 周。

现病史：患者于 4 个月前，自觉牙痛，拔牙后未缓解，渐渐出现双侧面部麻木、疼痛，右侧为著，患者曾多处就诊，曾口服维生素 B_{12}、卡马西平等药物，具体剂量不详。患者面部疼痛症状 1 周前加重，痛处固定，夜间多发。现患者饮食及二便正常，睡眠较差，舌色暗，脉沉涩。

查体：双侧面部麻木疼痛，痛处固定，查体合作，面部未见扳机点，神志清楚，语言流利，双侧瞳孔等大同圆，对光反射存在，无面舌瘫，双侧肢体肌力正常，肌张力正常，双侧腱反射对称存在，双侧下肢病理征未引出。VAS（疼痛量表）评分为 6 分。

辅助检查：头 CT 示未见明显异常。

诊断：中医诊断为面痛病（气滞血瘀型）；西医诊断为三叉神经痛。

针刺治疗：头针：头部感觉区的下 2/5，即面部感觉区；面针：下关、鱼腰、四白、太阳、夹承浆。操作方法同病案一（图 11–1）。

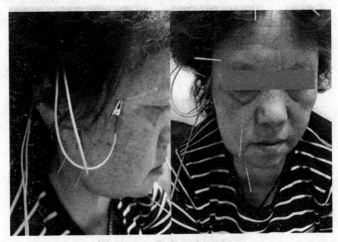

图 11-1　患者针刺治疗图

治疗结果：治疗 2 个疗程后，患者 VAS 评分为 3 分，双侧面部麻木疼痛程度明显降低，可正常饮食及交谈，临床疗效较为显著。

三、理论基础

三叉神经半月节位于颧弓后方，太阳、下关对刺可以直接刺激三叉神经半月节，调节其神经生理活动；四白、鱼腰、夹承浆下方的孔隙中有三叉神经出入，针刺可直接作用于三叉神经，调节其生理活动。

三叉神经痛是目前临床上常见病、多发病，在治疗时根据病因不同，治疗应有所不同，病案一中患者因情绪激动生气而诱发三叉神经痛，且病情较为深重，太阳、下关、鱼腰、四白均位于头面部，可改善疏通局部气血，通则不痛，荣则不痛；病案二患者属三叉神经痛误治，临床上应谨慎区分单纯性牙痛与三叉神经痛引起的牙痛，否则易对患者造成无法挽回的损伤。

第十二章　颈椎病

颈椎病指由颈椎间盘变性、颈椎骨质增生所引起的，以颈、肢疼痛为主要表现，少数伴有眩晕，重者出现双下肢痉挛、行走困难等的综合征。临床常有患者肩、背痛放射到头枕部或上以致四肢瘫痪。本病在中医学中常见于"骨痹""阴痹""筋痹""头痛""项痹病"相关条文中，以"痹、麻、强"为临床特征。病因病机包括脏腑虚损，筋骨懈惰；气血虚弱，气血不和；外邪侵至，经脉痹阻；劳伤及外伤。

一、分类与诊断

（一）分型

颈椎病主要分为以下六型。

（1）颈型颈椎病（韧带关节囊型颈椎病）：因姿势不当，颈椎转动超过自身的可动度，或由于颈椎较长时间弯曲，一部分椎间盘组织逐渐移向伸侧，刺激神经根而引起疼痛。

（2）神经根型颈椎病：是颈椎间盘及骨刺向颈椎后外方突出，刺激或压迫相应脊神经根导致的结果，尤以下部颈椎即第 4～7 颈椎段最多见，临床以根性痛、肌力减退及颈部僵直为主要表现。

（3）脊髓型颈椎病：颈髓受损的部位、程度及临床表现可将脊髓型颈椎病分为中央型、椎体束型、横贯型三种类型。①中央型：表现为上肢麻木，乏力，手指伸屈活动不能自如。有的患者手部骨间肌及鱼际肌萎缩，受累肌肉的肌张力及腱反射可减弱或消失。②锥体束型：表现为缓慢的进行性的双下肢麻木、发冷、疼痛和乏力，走路飘飘然，像踩在棉花上，步态不稳，易跌跤。发病初期，患者常呈间歇性症状，每天走路过多或劳累后出现。随着病程的发展，病症可逐渐加重并转为持续性。上述病状多发生在双侧下肢，单侧较少见。③横贯型：锥体束病变继续向周围扩展，使脊髓丘脑束受损。患者表现为胸部以下感觉麻木，严重者可出现大小便功能障碍。

（4）椎动脉型颈椎病：略。

（5）交感神经型颈椎病：略。

（6）混合型颈椎病：略。

（二）体格检查

1. 压痛点

（1）棘突间压痛：压痛点的位置一般均与受累的椎节相一致。

（2）椎旁压痛：常见的压痛以沿斜方肌走行，下颈椎横突、肩胛骨内侧及第1、第2颈椎旁为多。

2. 颈椎活动范围检查

令患者做颈部前屈、后伸、旋转与侧屈活动，并与正常加以比较即可。

3. 颈椎的试验检查

（1）前屈旋项试验（Fenz 征）：先令患者头颈部前屈，之后嘱其向左右旋转活动，如颈椎处出现疼痛即属阳性。这提示颈椎骨关节病，表明颈椎小关节多有退行性变。

（2）椎间孔挤压试验：又称击顶（或压顶）试验或 Spurling 试验。先令患者将头患侧倾斜，检查者左手掌平放于患者头顶部，右手握拳轻叩击手背部，使力量向下传递，若肢体出现放射性疼痛或麻木等感觉，此即属阳性。对根性疼痛剧烈者，检查者仅用双手叠放于患者头顶向下加压，即可诱发或加剧症状。当患者头部处于中立或后伸位时出现加压试验阳性者，则称为 Jackson 压头试验阳性。

（3）椎间孔分离试验：嘱患者端坐，检查者双手分别托住患者下颌并以胸或腹部抵住病人枕部，逐渐向上行颈椎牵引以逐渐扩大椎间孔。如上肢麻木疼痛等症状减轻或有颈部松快感，则为阳性，此多见于根型颈椎病患者。

（4）臂丛神经牵拉试验：患者取坐位（站位亦可），头稍低并转向健侧。检查者立于患侧，一手抵于颞顶部，并将其推向健侧，另一手握住患者手腕部将其牵向相反方向，如患者肢体出现麻木或放射痛时，则为阳性。但在判断上应注意，除神经根型者可为阳性外，臂丛损伤、前斜角肌综合征患者均可呈现阳性结果。本试验又称为 Eaten 试验，如再迫使上肢内旋，则为 Eaten 加强试验。

（5）压颈试验：检者双手压于颈静脉处，使其颅内压增高而诱发或加重根性痛。

（6）上肢后伸试验：患者取坐、立位均可，检查者立于其身后，一手置于健侧肩部起固定作用，另一手握于患者腕部，并使其逐渐向后向外呈伸展状以增加对颈脊神经根或臂丛神经的牵拉。阳性者患肢出现放射痛，表明颈脊神经根或臂丛有受压或损伤情况。

（三）辅助检查

1. X 线检查

正常 40 岁以上的男性，45 岁以上的女性约有 90% 存在颈椎椎体的骨刺。故有 X 线平片之改变，但不一定有临床症状。现将与颈椎病有关的 X 线所见分述如下。

（1）正位：观察有无寰枢关节脱位、齿状突骨折或缺失；第 7 颈椎横突有无过长，有无颈肋；钩椎关节及椎间隙有无增宽或变窄。

（2）侧位：①曲度的改变：如颈椎发直、生理前突消失或反弯曲。②异常活动度：在颈椎过伸过屈侧位 X 线片中，可以见到椎间盘的弹性有改变。③骨赘：椎体前后接近椎间盘的部位均可产生骨赘及韧带钙化。④椎间隙变窄：椎间盘可以因为髓核突出、椎间盘含水量减少发生纤维变性而变薄，表现在 X 线片上为椎间隙变窄。⑤半脱位及椎间孔变小：椎间盘变性以后，椎体间的稳定性低下，椎体往往发生半脱位，或者称之为滑椎。⑥项韧带钙化：是颈椎病的典型病变之一。

（3）斜位：摄脊椎左右斜位片，主要用来观察椎间孔的大小以及钩椎关节骨质增生的情况。

2. 肌电图检查

颈椎病及颈椎间盘突出症的肌电图检查都可提示神经根长期受压而发生变性，从而失去对所支配肌肉的抑制作用。

3. CT 检查

CT 已用于诊断后纵韧带骨化、椎管狭窄、脊髓肿瘤等所致的椎管扩大或骨质破坏，测量骨质密度以估计骨质疏松的程度。此外，由于横断层图像可以清晰地见到硬膜鞘内外的软组织和蛛网膜下腔。故能正确地诊断椎间盘突出症、神经纤维瘤、脊髓或延髓的空洞症，对于颈椎病的诊断及鉴别诊断具有一定的价值。

二、典型案例

［**病案一**］

某患，女，53 岁，于 2017 年 4 月 11 日入院。

主诉：颈部疼痛 1 个月，加重 5 日。

现病史：该患于 1 个月前工作劳累后出现颈部疼痛伴右侧上肢麻木，症状时轻时重，遂至附近医院治疗，5 日后疼痛未见减轻。现患者颈部疼痛，活动受限，疼痛放射至右侧上肢，时有麻木，饮食、睡眠尚可，二便如常，舌淡，苔白，脉沉细。

查体：神清语利，水平眼震未引出，无面舌瘫。四肢肌力、肌张力正常，右侧上肢持续有麻木，上抬右臂时加重，双侧肢体腱反射存在。颈部前屈、后伸、侧屈及旋转活动受限，$C_{3\sim5}$ 颈椎棘突旁压痛（＋），右上肢臂丛牵拉试验（＋），病理征（－），无脑膜刺激征。

辅助检查：颈椎 CT 示 $C_{3\sim4}$、$C_{4\sim5}$ 椎间盘突出。

诊断：中医诊断为项痹病（肝肾亏虚型）；西医诊断为颈椎病（神经根型）。

针刺治疗：取颈部夹脊穴、肩髎、臑会、曲池、四渎、手三里、外关。患者取坐位，选取 0.25mm×40mm 规格的针灸针，常规消毒，颈夹脊穴（颈椎棘突下旁开 0.5 寸）采用直刺法，进针深度 1～1.5 寸，得气后接 KWD-808II 型全能脉冲电疗仪，夹脊电针连接方式为左右连接，上下正负极交叉，选用疏波，频率为 2Hz，电流大小以颈部肌肉出现节律性收缩，且患者能耐受为度。右上肢肩髎（＋）、臑会（－）、曲池（＋）、四渎（－）、手三里（＋）、外关（－）连接电疗仪。每日 1 次，每次治疗时间为 30 分钟，每连续治疗 6 天休息 1 天为 1 个疗程（图 12-1）。

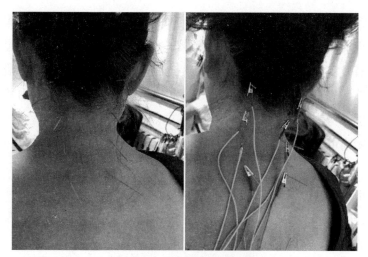

图 12-1　患者针刺治疗图

　　治疗结果：治疗 3 个疗程后，患者右侧上肢体麻木症状基本消失，颈部疼痛明显减轻，饮食睡眠尚可，二便如常，神清语利，颈椎棘突旁压痛（–），右上肢臂丛牵拉试验（–）。患者能够自主完成日常生活和活动，颈椎病的疼痛症状和颈椎功能上均有所改善，取得了较好的临床效果。

［病案二］

　　患者女，47 岁，2015 年 10 月 8 日来我院就诊。

　　主诉：左侧上肢疼痛伴双侧上肢麻木 3 个月，加重 2 周。

　　现病史：患者 3 个月前因劳累后出现左侧上肢疼痛，伴双上肢麻木，未给予重视。2 周前上述症状进一步加重伴有头昏、眼花。遂至哈尔滨医科大学附属第二医院就诊，行颈部 CT 示颈椎间盘中央突出，压迫脊髓。确诊为脊髓型颈椎病，给予相应对症治疗后，患者症状有所缓解，建议进一步手术治疗。患者及家属由于风险大、费用高拒绝手术，遂至我院寻求保守治疗。现患者颈部疼痛，活动受限，双上肢麻木伴有双手握力减弱，持物易掉落，伴有头昏、眼花。患者自患病以来，饮食睡眠尚可，二便如常，舌淡，苔白，脉沉细。

查体：神清语利，水平眼震未引出，无面舌瘫。双上肢肌力 5- 级，肌张力尚可，双上肢浅感觉减退，霍夫曼征（Hoffman 征）（+），未见肌肉萎缩，左侧下肢肌力 5- 级，肌张力正常，左侧下肢感觉减退，腱反射亢进，病理反射未引出。

辅助检查：颈部 CT 示颈椎间盘中央突出，压迫脊髓。

诊断：中医诊断为项痹病（肝肾亏虚）；西医诊断为脊髓型颈椎病（中央型）。

针刺治疗：颈部夹脊、双侧上肢取穴及操作方法同病案一。大椎穴、双侧肩井穴梅花针叩刺放血拔火罐，并留罐 10 分钟。每连续治疗 6 天休息 1 天为 1 个疗程（图 12-2）。

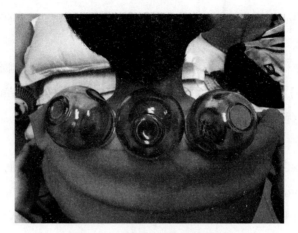

图 12-2　梅花针放血拔火罐

治疗结果：患者颈部疼痛症状基本消失，双上肢麻木有所好转，上肢肌力 5 级。经过针灸治疗 2 个疗程后，患者症状基本改善，因工作原因不能继续治疗。嘱其多注意休息，不适随诊。6 个月后电话随访，患者病情未再复发。

〔**病案三**〕

患者女，34 岁，2017 年 3 月 10 日来我院就诊。

主诉：颈部僵硬伴头晕、恶心 2 月余，加重 1 周。

现病史：患者自觉颈部僵硬疼痛、头晕 2 月余，转头时症状加重，伴有左侧耳鸣，恶心，未见呕吐，伴双侧肩膀与后背酸胀感，劳累后加重，遂至附近医院就诊，行颈部 CT 示 $C_{4\sim5}$、$C_{5\sim6}$ 椎间盘突出，椎管狭窄。给予推拿理疗治疗未见缓解。现患者颈部僵硬，头痛，伴有左侧耳鸣，恶心，面色萎黄，食欲减退，二便正常，睡眠较差，舌质淡，苔白，边有齿痕，脉细数。

查体：神清语利，查体配合，眼球运动灵活，双侧水平眼震（＋），双侧瞳孔等大同圆，颈部棘突压痛（＋），Hoffman 征（－），臂丛牵拉试验（－），双侧肢体肌力肌张力正常，感觉未见异常，双侧肢体腱反射存在，病理反射未引出。

诊断：中医诊断为项痹病（脾虚湿盛）；西医诊断为颈椎病（椎动脉型）。

针刺治疗：针刺颈部夹脊穴；大椎穴、双侧肩井穴梅花针叩刺放血拔火罐，并留罐 10 分钟。每连续治疗 6 天休息 1 天为 1 个疗程。

治疗结果：患者经过 2 个疗程治疗后，颈部及肩部僵硬感明显减轻，疼痛程度显著下降，左侧耳鸣症状有所缓解，眼球运动灵活，眼震（－），颈部棘突压痛（－），双侧肢体肌力肌张力正常，感觉未见异常，双侧肢体腱反射存在，病理反射未引出。患者睡眠有所改善，食欲增加，自觉头晕及颈肩部疼痛症状基本消失，遂停止治疗。3 个月后电话随访，症状未见复发。

[病案四]

患者女，49 岁，2016 年 9 月 10 日来我院就诊。

主诉：颈部僵硬伴心悸半年余，加重 1 个月。

现病史：患者自觉颈部僵硬疼痛伴有心悸、头晕耳鸣、恶心，劳累后加重时出现呕吐，遂至附近医院就诊，行颈部 CT

示 $C_{4\sim5}$、$C_{5\sim6}$ 椎间盘突出。给予口服药物配合针灸、推拿及理疗治疗，症状有所缓解。1 个月前，患者自觉心前区疼痛，遂至某三甲医院心内科就诊，心电图、超生检查未见异常，行颈部 MRI 检查，确诊为颈椎病，颈动脉彩超显示椎基底动脉血流存在异常。经过口服药物治疗未见好转。现患者颈部僵硬疼痛伴有心悸、头晕耳鸣，恶心，面色萎黄，食欲不振，舌质暗，苔薄白，脉沉弦。

查体：神清语利，查体配合，眼球运动灵活，双侧水平眼震（＋），双侧瞳孔等大同圆。双侧上肢肌力 4（－），双侧上肢感觉减退及五指感觉麻木，手指肿胀，下肢肌力肌张力正常，双侧肢体腱反射存在，病理反射（－）。

辅助检查：颈动脉彩超（自带）示椎基底动脉血流存在异常。

诊断：中医诊断为项痹病（肝肾亏虚型）；西医诊断为颈椎病（交感神经型）。

针刺治疗：针刺颈 $_{2\sim7}$ 夹脊穴；大椎穴、双侧肩井穴梅花针叩刺放血拔火罐，并留罐 10 分钟。每连续治疗 6 天休息 1 天为 1 个疗程。

治疗结果：患者经过 4 个疗程治疗后，颈部疼痛程度减轻，心悸、眩晕明显好转，未再出现恶心、呕吐症状，耳鸣症状有所缓解。患者眼球运动灵活，眼震（－），颈部棘突压痛（－），双侧肢体肌力肌张力正常，感觉未见异常，双侧肢体腱反射存在，病理反射未引出。患者睡眠有所改善，食欲增加，自觉心悸及颈肩部疼痛症状基本消失。

三、理论基础

中医又称颈椎病为"项痹病"，因多种原因致气血不和，经脉痹阻导致疼痛。治疗各种类型颈椎病均可选择颈部夹脊穴，手足三阳经及督脉等奇经均通过经络循行与脊柱交汇气血，夹脊穴位于颈部膀胱经与督脉之间，可以调理膀胱经与督脉经气循行，进而调畅全部手足阳经的气血，疏通颈项部痹阻的经脉，滋养颈部受损的各肌肉筋骨，达到通则不痛、荣则不痛的治疗目的。夹脊电针可使肌肉兴奋产生固定频率的收缩和舒张，降低局部肌肉肌张力，缓解局部组织中的血管挤压、痉挛程度，增加局部大小血管的血流量，使突出的颈椎间盘及其他病变组织回归至原有的位置，增强了舒筋通络、活血行气、消炎止痛的效果，使颈椎病的临床症状逐渐缓解达到治疗目的。

经临床观察，大椎穴梅花针叩刺放血拔火罐可增强止痛效果。大椎为阳经交汇之处，点刺放血可使气血通畅，提升阳气。据研究，排出少量血液可加速新陈代谢，促使神经功能恢复。此外，放出少量血液可改善局部微循环，故而能有效地缓解疼痛，同时改善了体液循环障碍使水肿消退。梅花针叩刺可释放炎性因子，减轻压力，火罐可以促使血流通畅，提高吞噬细胞功能，促进机体恢复机能，增强局部耐受性及机体抵抗力，促使疾病好转。

病案一的患者属于神经根型颈椎病，中医诊断为项痹病，分型属于肝肾亏虚型。辨证治以补气活血，濡养肌肉，以项针丛刺为主，疏通局部的筋脉气机，通络止痛。应用电针通以疏波，可增加椎间隙之间的活动度，缓解突出的椎间盘对神经根的受压程度，减轻疼痛。病案二的患者为脊髓型颈椎病，属于颈椎病中较重类型，严重时可选择手术治疗，该患者属于早期。早期脊髓型颈椎病属于痿病，表现为肢体筋脉拘急，活动不利。病案三的患者属椎动脉型颈椎病，通常选择保守治疗，取夹脊电针可降低局部肌肉肌张力，缓解局部组织中的椎动脉的挤压程度，增加椎动脉的血流量，改善椎动脉供血，从而缓解颈部疼痛，改善头晕耳鸣的症状。病案四的患者属交感神经型颈椎病，患者以心悸伴头晕、耳鸣为主诉，切记要与心脏器质性病变相鉴别，以免耽误病情。

第十三章　中风后便秘

中风后便秘指在中风疾病发生之后伴随的以排便周期延长或者排便周期虽然正常但是粪便干硬，难以排出等为主要临床表现的一类疾病。据研究显示，中风前便秘的发生率不超过13%，而到中风1个月以后，其发病率可以高达66%以上。中风的发病原因虽然较为复杂，但是常见的类型有邪滞肠腑、气血虚弱、痰浊闭阻、血液瘀滞，由此导致中风后便秘的发生。

一、分类与诊断

（一）辨证分型

（1）热秘：大便干结，腹胀，口干口臭，尿赤，舌红，苔黄燥，脉滑数。

（2）气秘：欲便不得，腹中胀痛，嗳气频作，胸胁胀满，苔薄腻，脉弦。

（3）冷秘：大便艰涩，排出困难，腹中冷痛，面色㿠白，四肢不温，小便清长，舌淡，脉沉迟。

（4）虚秘：虽有便意，但排出不畅，便质不干硬，面色无华，头晕心悸，舌淡，苔薄，脉细弱。

（二）诊断标准

目前在临床上广泛推荐使用的是功能性便秘的罗马诊断标准。其诊断标准如下。

（1）症状必须包括以下 2 项或 2 项以上：①至少 25% 的排便感到费力；②至少 25% 的排便为干球状便或硬便；③至少 25% 的排便有不尽感；④至少 25% 的排便有肛门直肠梗阻感或阻塞感；⑤至少 25% 的排便需要手法帮助（如用手指帮助排便、盆底支持）；⑥排便次数 < 3 次 / 周。

（2）在不使用泻药时很少出现稀便。

（3）没有足够的证据诊断为肠易激综合征（IBS）。

临床上，根据患者病史、主诉及体格检查，参照功能性便秘的罗马诊断标准不难诊断中风后便秘。

二、典型病案

〔病案一〕

于某，男，62 岁。就诊日期：2017 年 11 月 30 日。

主诉：左侧肢体活动不利 14 日，大便秘结 1 周。

现病史：患者 14 日前无明显诱因出现左侧肢体活动不利，家属将其送往哈尔滨医科大学附属第四医院就诊，经行头部 MRI 示脑梗死，予以对症治疗。出院后，患者遗留左侧肢体活动不利，为求中西医结合治疗遂来我院治疗。患者现一般状态可，自述腹胀，大便秘结，小便正常，睡眠尚可，舌红，苔黄，脉数。

既往史：有高血压病、冠心病病史。

手术史：左侧踝关节骨折术后，右下肢静脉曲张手术，青光眼手术。

过敏史：否认过敏史。

查体：体温：36.6℃，脉搏：95 次 / 分，呼吸：18 次 / 分，血压：145/95mmHg。神志清醒，语言笨拙，左侧上肢肌力 2 级，肌张力高，左侧下肢肌力 3 级，左侧腱反射活跃，左侧病理征（+），脑膜刺激征（-），腹部叩诊呈鼓音，左下腹可触及条索样结块。

诊断：中医诊断为中风病（肝阳上亢）；西医诊断为脑梗死，高血压病，冠心病，便秘。

针灸治疗：取下脘、章门（双侧）、子宫（双侧）、大横（右侧）。使用一次性不锈钢毫针，直刺 1.5 寸，至所需深度后，接电针仪，章门（左侧）与子宫（左侧）为一组，章门（右侧）与下脘为一组，子宫（右侧）与大横（右侧）为一组；波形选择疏波，强度以患者腹部肌肉收缩，且患者可以耐受为度，每日 1 次，每次治疗 30 分钟，每周连续针刺 5 天，休息 2 天，连续 4 周为 1 个疗程。同时嘱患者多摄入维生素，多饮水。

治疗结果：治疗 4 个疗程后，患者自述腹胀减轻，大便 2 日 1 次，便质正常。

[病案二]

李某，男，73岁，于2018年9月17日入院治疗。

主诉：右侧肢体活动不利6月余，便秘伴腹胀1个月。

现病史：患者于3月14日无明显诱因出现突然右侧肢体活动不利，跌倒后被立刻送往哈尔滨医科大学附属第二医院进行治疗，行头部CT及MRI诊断为急性脑梗死，给予患者静脉点滴药物治疗（具体用药不详）后，患者病情进行性加重，患者右侧肢体活动不能，来我院进行康复治疗。现患者大便五六日一行，右侧肢体活动不利，伴有言语不利，无吞咽困难，便干。

查体：神志清楚，查体合作，双眼球各方向活动尚可，双瞳孔等大同圆，光反射灵敏，右侧上肢近端肌力2级，远端肌力1级，右侧下肢肌力2级，右上肢肌张力略高，生理反射存在，腱反射对称存在，右侧病理征（+），腹部叩诊呈鼓音，左下腹可触及条索样结块，腹部听诊肠鸣音减弱。

诊断：中医诊断为中风病（肝阳上亢）；西医诊断为脑梗死，便秘。

针刺治疗：取下脘、双侧章门、双侧子宫、右侧大横，连接电针方法同病案一。每日1次，每次治疗30分钟，每周连续针刺5天，休息2天，连续4周为1个疗程。

治疗结果：治疗两个疗程后，家属诉排便二三日一次，质正常。患者神志清楚，查体合作，双眼球各方向活动尚可，右侧上肢近端肌力 2 级，远端肌力 1+ 级，右侧下肢肌力 2 级，右上肢肌张力略高，右侧病理征（＋），左下腹条索样结块消失，腹部听诊肠鸣音正常。

三、中风后便秘的特殊针法治疗

1. 选穴

腹针以下脘、大横、章门、子宫配以电针，所选主穴均为位于腹部的腧穴。热秘配合谷；气秘配中脘、太冲；冷秘配关元、神阙；虚秘配关元、脾俞；大便干结配关元、下巨虚。

2. 操作方法

使用 0.3mm×50mm 针灸针，刺下脘、双侧章门、双侧子宫、右侧大横至所需深度后，接电针仪，波形选疏波，强度以患者腹部肌肉收缩，且以患者可以耐受为度，每日 1 次，每次治疗 30 分钟，每周连续针刺 6 天，休息 1 天，1 周为 1 个疗程。

四、理论基础

现代研究表明，便秘的发生主要是由于结肠动力学异常，目前根据其特点，一般可将便秘分成三种类型，分别为慢传输型便秘、功能性出口梗阻型便秘和混合型便秘。但是无论哪种类型的便秘，其关键环节都是胃肠的功能障碍，所以临床治疗便秘也集中在这一关键环节。

中风后便秘患者的胃肠道电活动减弱，临床可应用电针治疗中风后便秘患者。电针的作用具有传统针刺针感和电流刺激的双重治疗作用，针感可以疏通局部经络气血，调整脏腑阴阳，而电流刺激则可以增强胃肠蠕动，促进肠道血液循环，两种作用综合可以促进大便的排出，从而治疗中风后便秘。

大横为脾经经穴，选取此穴位一方面是针刺脾经穴来调节脾胃脏腑经气，脾胃合则人体消化、吸收功能均可正常，排便功能自然也可恢复正常；另一方面，现代解剖学研究表明，此穴位于结肠局部，且其下分布的肌肉、神经丰富，针刺局部可以通过神经和体液等条件刺激位于腹腔内部的结肠，促进肠道运动，从而使排便功能恢复正常。

章门穴位于第十一肋端，距肝、胆、肾很近，又是肝经、胆经的交会穴。本穴属肝经穴位，肝肾同源，肾为先天之本，其经脉上膈挟咽，注心中与肺相连。章门又是脾之募穴，脾为后天之本，是气血生化之源，五脏皆禀气于脾，故章门为脏之会穴。因此，章门穴能主治五脏之病，以治肝脾病为主，具有祛邪扶正、和脾胃、疏肝脾、调诸经气血的多种功能。梳理章门穴的历代应用，发现章门对肠道运动有双向调整作用，伍以他穴既可以疗腹泻，亦能治便秘。

此特殊针法运用于临床实践，上述两例患者均有疗效，采取腹部电针进行治疗，在腹部腧穴的基础上，电流刺激则可以增强胃肠蠕动，促进肠道血液循环，达到缓解便秘的目的。患者于某大便秘结，腹胀一周并且伴有舌红、苔黄、脉数，可诊断为热秘，配合清淡饮食，便质转润，排便通畅。患者李某由于卧床，活动减少出现大便质硬，5 日一行，可诊断为气秘，中医认为久卧伤气，气虚不能推动粪便在肠道内运行，另外该患者饮水减少，导致津液亏虚，不能濡润肠道，最终导致粪质干结。经过半个月的治疗再加上合理的康复锻炼，治疗效果显著。

第十四章　帕金森病

帕金森病（PD）又名震颤麻痹，是一种多发于中老年的中枢神经系统变性疾病。本病多于60岁以后发病，偶发于30岁以下。PD在临床上的主要特征常表现为静止性震颤、肌强直、运动迟缓和姿势步态障碍以及其他自主神经症状。

近代通过研究已明确中脑、黑质细胞变性和纹状体多巴胺减少是产生PD症状的主要原因，其病理表现有两大特征，一是黑质多巴胺能神经元大量变性丢失；二是在残留的神经细胞内出现路易小体（LB）。PD的病因与发病机制至今尚未明确，目前考虑引发疾病的原因是由多种因素所致，而非某一单一因素。

一、分类与诊断

（一）临床分类

1. 特发性帕金森综合征

（1）帕金森病。

（2）少年型帕金森综合征。

2. 继发性帕金森综合征

（1）脑血管性：可由多发性脑梗死、低血压型休克等引起，称为脑血管性帕金森综合征。临床表现有肌强直、运动减少、姿势反射异常等，震颤较少见，多伴有局灶性神经功能缺损症状，如肢体运动或感觉障碍、认知障碍等。左旋多巴对本病的疗效较帕金森病效果差。

（2）感染性：如脑炎后帕金森综合征。特点是除静止性震颤、肌强直、运动迟缓、姿势平衡障碍等症状外，自主神经功能障碍症状更加明显，如出汗过多、留涎过多、瞳孔异常等。

（3）药物性：如某些精神类药物可引起复杂的锥体外系症状，与用药剂量有关。临床表现以自主神经功能障碍症状为主，震颤较轻或无震颤。

（4）中毒性：MPTP、CO、锰、汞、甲醇、乙醇等均可引起。

（5）外伤后遗症：头部外伤后、拳击性脑病。

（6）其他：甲状旁腺功能异常、甲状腺功能减低、肝性脑病、脑瘤、正常颅压性脑积水等均可引起帕金森病。

3. 遗传变性性帕金森综合征

如常染色体显性遗传路易小体病、亨廷顿病、肝豆状核变性、哈勒沃登－施帕茨病、脊髓小脑共济失调、家族性基底核钙化、家族性帕金森综合征伴周围神经病、神经棘红细胞增多症等。

4. 多系统变性叠加综合征

包括进行性核上性麻痹、Shy-Drager 综合征、纹状体黑质变性、帕金森综合征－痴呆－肌萎缩侧索硬化复合征、皮质基底核变性、阿尔兹海默病、偏侧萎缩 – 偏侧帕金森综合征等。

（二）诊断标准

1. 中老年起病，缓慢进行性加重。

2. 静止性震颤、肌强直、运动迟缓、姿势平衡障碍中至少具备 2 项；静止性震颤、肌强直至少具备 1 项；症状不对称。

3. 对左旋多巴治疗敏感。

4. 患者无眼肌麻痹、小脑体征、直立性低血压、锥体系损害和肌萎缩等。

查体：检查患者肌张力有无改变。肌僵直指在随意运动时伸肌及屈肌均出现明显阻力，屈肌时更为明显，如被动运动关节时阻力大小始终一致，称为"铅管样强直"。若患者同时患有静止性震颤时，可感到阻力大小不一，时强时弱，有着断续停顿感，称为"齿轮样强直"。当僵直的肌群位于四肢、躯干、颈部时可使患者出现特殊的屈曲姿势，表现为头部前倾，躯干俯屈，上肢肘关节屈曲，腕关节伸直，前臂内收，下肢膝关节均略微屈曲。

二、典型病案

［病案一］

刘某，女，73 岁，于 2017 年 6 月 15 日入院。

主诉：四肢运动迟缓 4 年余。

现病史：患者于 2013 年年底出现右手静止性震颤，随着病情逐渐进展出现同侧下肢、对侧上肢及对侧下肢肌张力增高，行动迟缓，症状随患者情绪波动而出现症状的加重和缓解。患者去年病情加重，出现四肢运动迟缓，伴构音障碍、吞咽困难、张口伸舌困难，颈部强直，起床等自主行动困难，病程中患者未经系统药物治疗。患者现四肢运动迟缓，伴构音障碍、吞咽困难、饮水呛咳、张口伸舌困难，颈部强直，生活自理能力丧失，睡眠、二便较差，舌质红，苔薄白，脉弦紧。

既往史：有腔隙性脑梗死病史 10 年，乳腺癌术后 9 年。

查体：体温：36.6℃，脉搏：80 次 / 分，呼吸：18 次 / 分，血压：120/70mmHg。四肢运动迟缓，伴构音障碍、吞咽困难、饮水呛咳、张口伸舌困难，颈强，构音障碍，四肢肌力 3+ 级，四肢腱反射亢进，四肢肌张力呈齿轮样改变。余征正常。

辅助检查：头部 MRI 示腔隙性脑梗死。

诊断：中医诊断为颤病（风阳内动证）；西医诊断为帕金森病，脑梗死。

针刺治疗："三区三线"选取头部腧穴及舞蹈震颤区；透刺吞咽针法：取提舌骨 1、2 穴，提喉骨 1、2 穴，环咽肌穴。

药物治疗：美多芭片 0.125g 口服，每日 3 次。

治疗结果：患者状况良好，颈强，构音障碍，四肢肌力 4+ 级，四肢腱反射亢进，四肢肌张力呈齿轮样改变，余征正常。

［病案二］

曲某，男，61 岁，于 2017 年 3 月 15 日入院。

主诉：四肢运动迟缓 5 年余，加重半个月。

现病史：患者于 2011 年出现上肢无力，随着病情逐渐进展出现双侧下肢无力，行动迟缓。近半个月病情加重出现四肢运动迟缓，身体不自主性震颤，颈部肌张力呈齿轮样改变，起床等自主行动困难。病程中患者曾于当地及北京多家医院住院治疗，具体用药不详。患者现四肢运动迟缓，颈、颈部强直，身体不自主性震颤，生活自理能力丧失，睡眠、二便较差，舌质红，苔薄白，脉弦紧。

既往史：有腔隙性脑梗死病史 7 年。

查体：体温：36.3℃，脉搏：79 次 / 分，呼吸：18 次 / 分，血压：125/81mmHg。颈部肌张力呈齿轮样改变，四肢肌力 4- 级，四肢腱反射亢进，四肢肌张力呈齿轮样改变，余征正常。

辅助检查：头部 CT 示腔隙性脑梗死。

诊断：中医诊断为颤病（风阳内动）；西医诊断为帕金森综合征，腔隙性脑梗死。

针刺治疗：取头针及舞蹈震颤区，给予"头穴电刺激法"治疗。

药物治疗：美多芭片 0.125g 口服，每日 3 次；欧兰同注射液 2g 加 0.9%氯化钠注射液 250mL 静脉点滴，每日 1 次。

治疗结果：患者一般状况良好，颈部肌张力呈齿轮样改变，四肢肌力 4+ 级，四肢腱反射亢进，四肢肌张力呈齿轮样改变，余征正常。

三、帕金森病的特殊针刺治疗

1. 选穴

根据"三区三线"选取头部腧穴及舞蹈震颤区。

2. 定位

舞蹈震颤区：大脑皮质中央前回在头皮上的投影。上点在前后正中线中点往后 0.5cm 处；下点在眉枕线和鬓角发际前缘相交处，如果鬓角不明显，可以从颧弓中点向上引垂直线，此线与眉枕线交叉处向前移 0.5cm 为运动区下点。上下两点之间的连线即为运动区。

3. 操作方法

患者取坐位，以 75% 酒精常规消毒穴位皮肤后，选用 0.35mm×40mm 的毫针，针尖与头皮成 15°角，平刺约 10mm，刺入帽状腱膜下层，快速小幅度捻转，得气后两两接 KWD-808II 型全能脉冲电疗仪，采用 2Hz 电脉冲刺激，以患者耐受为度，留针 30 分钟，每日 1 次，每周治疗 5 次，治疗 2 个月。

四、理论基础

1. 针灸治疗帕金森病的西医机理探讨

针刺可增强纹状体神经元活性，加强丘脑和大脑皮层的活动，同时使其抑制性减弱，从而使丘脑传出到大脑皮层的兴奋性增加，运动皮层的兴奋性增加，则运动症状得到改善。

2. 针刺治疗帕金森病的中医机理探讨

针刺治疗帕金森病的方法很多，包括头针、体针、穴位注射、穴位埋线、眼针结合中药、耳针、点穴疗法、仿舌定位头针、分时治疗等。其中头针法是通过刺激头部特定部位治疗疾病的一种疗法。通过对病人疗效的判定证明头皮针不仅方法简单安全而且对 PD 有独特的效果。

头为精明之府，神明之主，内藏脑髓，而为髓海。机体诸精，上聚于头，五脏精华之血，六腑清阳之气上注于脑以滋养脑髓，活跃神机，维持机体的平衡。在中医的理论中"脑"的功能可分属五脏，脑与五脏和十二经脉的功能有千丝万缕的联系，如"肾主骨生髓""脑为髓海"。《难经·二十八难》载："督脉者，起于下极之俞，并于脊里，上至风府，入属于脑。"肾藏精，主骨生髓；肝藏血，主筋；脾生血，主肌肉；脑为髓海，为元神之府。另外，六阳经脉均在头部有循行分布，《灵枢·逆顺肥瘦》载："手之三阳，从手走头；足之三阳，从头走足。"而心、肝二经也分别发出分支上头，《灵枢·经脉》载：

"心手少阴之脉……其支者，从心系上挟咽，系目系。""肝足厥阴之脉……连目系，上出额，与督脉会与巅。"中医对本病的证候认知属于"颤证""颤振"的范畴，认为其病位主要在肝，与脾、肾的关系密切，风阳内动，肝肾阴虚，痰热动风，气血亏虚，阳气虚衰，出现震颤、僵硬、运动迟缓等症状。现代医学证实，脑神经元的退行性改变是 PD 发生的病理基础，针刺头部穴位不仅可以激发头部经气，调节头部阴阳，还可以调整全身气血和阴阳，改善全身症状。

本类疾病在经过特殊针刺治疗后，均具有延缓病情发展的疗效，针灸治疗临床选用三区三线头针结合舞蹈震颤区，对于改善不自主运动如震颤、舞蹈样动作、手足徐动症等有较好疗效。上述两例患者虽均有相同的震颤等症状，但临床诊治时需明确病因，解除病因为根本治疗目的。刘某是由于脑血管疾病引发的继发性帕金森综合征，除帕金森症状外，还有吞咽困难、饮水呛咳的症状，故给予改善脑部血液循环类药物以减轻病因。曲某为特发性帕金森综合征，选用特殊针法以延缓病情发展。

第十五章　坐骨神经痛

坐骨神经痛（sciatica）指沿坐骨神经分布区域，以臀部、大腿后侧、小腿后外侧、足背外侧放射性疼痛为主的综合征。坐骨神经痛的疼痛表现为持续性或者阵发性，多呈钝痛，也可表现为烧灼样或针刺样，沿坐骨神经通路的全长或者部分的放射性疼痛，$L_{4\sim5}$、$L_5 \sim S_1$ 节段的腰椎间盘突出较为常见。

一、分类与诊断

（一）临床分型

1. 根性坐骨神经痛

临床表现：腰骶部、臀部及下肢均有疼痛，在咳嗽、喷嚏用力时疼痛加剧并呈放射痛。腰椎棘突和横突的压痛最为明显，而沿坐骨神经通路各点的压痛则较轻微或无疼痛。患者直腿抬高试验也呈阳性，颏胸试验（压迫两侧颈静脉至头颈被动前屈使下颏触及胸壁）如激发或加剧下肢疼痛也提示为根性神经痛。

辅助检查：常为椎管内病变引起，通过 X 线、CT 或 MRI 检查，明确为腰椎间盘突出、膨出、椎管内肿瘤、椎体转移癌、腰椎结核、腰椎管狭窄症、腰骶部脊膜炎、腰椎骨关节炎、肥大性脊柱炎等。

2. 干性坐骨神经痛

临床表现：疼痛主要在臀部以下，咳嗽等增加腹压动作时疼痛不明显，可在坐骨孔点、转子点等测出明显病变压痛。移动患肢使神经牵伸或仰卧做患肢直腿高举时均可引起疼痛。小腿外侧和足背的感觉障碍较为明显，坐骨神经支配区的肌肉略松弛，常有轻微肌萎缩。

（二）诊断标准

临床上主要根据患者的病史，结合临床症状、查体及辅助检查做出诊断。

（三）辅助检查

病因方面可通过 CT、MRI 及 B 超发现骶关节病、臀部损伤或肿瘤及骨盆内疾病。

还可通过手法检查帮助诊断坐骨神经痛。

（1）直腿抬高试验：患者双下肢伸直仰卧，检查者一手扶住患者膝部使其膝关节伸直，另一手握住踝部并徐徐将之抬高，直至患者产生下肢放射痛为止。正常人一般可达到 80°～ 90°。若抬高不足 70°且伴有下肢后侧的放射性疼痛，则为阳性。

（2）压痛和叩击痛：腰部压痛和叩击痛主要位于棘突旁，可伴有沿患侧的坐骨神经走行的下肢放射痛。于坐骨神经通路上可循按到压痛点。

二、临床评估

1. VAS 评分

VAS 即视觉模拟评分法（visual analogue scale/score，VAS），该法比较灵敏，有可比性。在纸上面划一条 10cm 的横线，横线的一端为 0，表示无痛；另一端为 10，表示剧痛；中间部分表示不同程度的疼痛。

2. Oswestry 功能障碍指数

由 10 个问题组成，包括疼痛强度、步行、坐位、站立、睡眠、社会生活等 10 个方面，每个问题 6 个选项，总分为 50 分，得分越高表明功能障碍越严重。

三、典型病案

［病案一］

某患，男，46 岁，于 2016 年 4 月 9 日门诊就诊。

主诉：右下肢及右臀部放射痛 2 月余，加重 1 周。

现病史：患者 2 个月前搬家后劳累，自觉疲劳，之后感觉右臀部酸胀疼痛，平躺休息后疼痛稍缓解，但右大腿后侧麻木疼痛，患者遂至社区医院就诊，给予口服止痛药物、物理治疗，疼痛缓解后停药。1 周前，患者由于工作需要久坐 10 余小时，右侧臀部及大腿后侧部疼痛又复发，且疼痛程度加重，疼痛沿大腿外侧放射到腘窝，附近社区医院给予镇痛、脱水、维生素类药物治疗，效果不佳，遂至我院寻求进一步中西医结合治疗。患者现疼痛沿大腿后侧到腘窝，小腿后侧放射到足趾，并有小腿外侧麻木，走路右脚不敢用力着地，活动受限，但咳嗽或打喷嚏时无放射痛。

查体：直腿抬高试验阳性（+），腰部压痛和叩击痛（+），舌红有瘀斑，苔黄，脉弦数。VAS 评分为 6 分，Oswestry 功能障碍指数为 15 分。

诊断：干性坐骨神经痛。

辅助检查：腰 CT 示 $L_{4\sim5}$ 椎间盘突出。

针刺治疗：取腰部夹脊穴，腿部选取足太阳膀胱经穴位环跳、承扶、殷门、委中、承筋、承山、昆仑；在腰部寻找压痛点进行梅花针叩刺放血并拔火罐。患者健侧卧位，医者予 75% 酒精做常规皮消毒后，刺入穴位，环跳穴使用 0.35mm×75mm 型号针灸针，其他穴位选用 0.30mm×50mm 型号针灸针。环跳穴采用提插法使针感传至足部，其余部位采用平补平泻手法，运针至得气后通以电针。同一节段腰部夹脊穴为一组，腰部连接 3～4 组电针，正负极交叉连接。环跳（+），承扶（-）；委中（+），承筋（-）；承山（+），昆仑（-），波形选用疏波，电流大小以肌肉出现节律性收缩，且患者能耐受为度。每日 2 次，每次留针 30 分钟，每连续治疗 6 天休息 1 天为 1 个疗程，共治疗 2 个疗程。

治疗结果：患者走路基本自如，患者右侧臀部及大腿后侧部疼痛明显减轻，小腿后侧放射到足趾的疼痛感基本消失，针刺与梅花针叩刺相结合治疗后，患者疼痛与麻木基本消失，VAS 评分为 3 分，Oswestry 功能障碍指数为 10 分，取得较好临床效果。

[病案二]

某患，男，36 岁，于 2016 年 7 月 26 日门诊就诊。

主诉：左侧臀部疼痛 1 个月，加重 14 日。

现病史：患者因劳累过度于 6 月 26 日上午感到左侧臀部疼痛，并向大腿后侧放射，活动时更明显。3 天后患者疼痛加重，弯腰、咳嗽、打喷嚏及用力时加剧，7 月 12 日起，腰部及左侧下肢活动受限，不能料理生活，遂至附近医院就诊，给予口服维生素 B_{12}、654-2 穴位注射后症状有所缓解，仍遗留左侧臀部疼痛，现为求进一步中西医结合治疗来我门诊就诊。

既往史：有腰椎间盘突出症病史 1 年。

查体：颏胸试验（+），腰、骶椎无压痛与叩击痛，腰 5 及腰骶部左旁 2～3cm 处及左侧臀部有明显压痛，嘱患者用力咳嗽时疼痛加重，沿坐骨神经的通路与腓肠肌无压痛，膝反射减弱，皮肤感觉正常，直腿抬高试验阳性。VAS 评分为 7 分，Oswestry 功能障碍指数为 15 分。

辅助检查：双侧髋关节、骶髂关节正、斜位摄片示关节面平整，关节间隙未有狭窄。腰 CT 示 $L_{3\sim4}$、$L_{4\sim5}$ 椎间盘突出。

诊断：根性坐骨神经痛。

针刺治疗：取穴及操作方法同病案一。

治疗结果：经过 1 个月治疗后，患者疼痛症状基本消失，VAS 评分为 1 分。Oswestry 功能障碍指数为 5 分。患者症状基本好转，因工作原因要求停止治疗，3 个月后随访，偶尔劳累后疼痛加重，但未见反复发作。

四、坐骨神经痛的特殊针刺治疗

坐骨神经痛临床发病率高，西医临床治疗主要以保守治疗为主，包括口服药物如拜阿司匹林、布洛芬等，以及神经阻滞疗法、理疗及牵引等，中医以针刺、口服中药等方法治疗。其中电针针刺治疗临床操作简单安全，疗效较好，患者认可程度较大。

由于坐骨神经痛病因主要以腰椎间盘突出最为常见。中医认为"不通则痛"，针刺腰部夹脊穴可调节脏腑气血而止痛，贯通气血，直达病所，散结消肿，快速缓解腰腿痛。现代研究表明，针刺夹脊穴区首先可以直接通过缓解肌肉本身痉挛状态松弛肌肉，恢复脊柱正常解剖位置，减轻孔道及肌肉对神经的卡压。其次，针刺作用在脊神经后支及其分支，可实现对肌肉、骨骼及筋膜的最基本调节，改善状态；同时也可通过刺激腧穴局部组织，使腧穴组织周围微环境改变，使伴行血管及组织液中的某种炎性介质或免疫复合物增加或减少，通过血液循环到达全身各组织器官或局部，发挥抗炎、镇痛及免疫学效应。

除腰部夹脊穴以外，主要选择足太阳膀胱经穴位。《灵枢·经脉》载："膀胱足太阳之脉，起于目内眦……挟脊抵腰中。"这说明足太阳膀胱经循行于腰部。"经脉所过，主治所及"，故选用足太阳膀胱经穴位。环跳穴具有通利腰腿、疏通经络之功效，为治疗坐骨神经痛、下肢顽麻、半身不遂等病症的首选穴位。从解剖学角度讲用长针深刺环跳穴可刺激坐骨神经干，使患者有沿神经通路闪电样放射感并向下传导，为治疗腰腿痛产生疗效的关键。委中穴为太阳膀胱经之合穴，"腰背委中求"，临床上治疗腰背部病症多取委中。委中位于膀胱经两条支脉相合的地方，能够起到疏通经络的效果。

除针刺外，还可在腰部选取压痛点进行梅花针叩刺放血并拔火罐，以增强止痛效果。排出少量血液可加速新陈代谢，使局部减压，刺激末梢神经兴奋，改善局部微循环，稀释局部组织在伤害性刺激下释放的止痛物质，因而有效地缓解疼痛。

病案一属于干性坐骨神经痛。治疗时应用电针通以疏波，可增加椎间隙之间的活动度，减轻疼痛。通过对环跳穴长针深刺，刺激坐骨神经干，使患者有沿神经通路闪电样放射感并向下传导，为治疗腰腿痛产生疗效的关键。而病案二患者为根性坐骨神经痛，其中颏胸试验可与干性坐骨神经痛有所鉴别。

五、注意事项

（1）直腿抬高实验阳性不意味着都是椎间盘突出造成的，

骶髂关节炎、腰或臀部的肌肉劳损、炎症也可出现直腿抬高受限。这种情况下，进行足背屈曲试验可鉴别诊断。同时利用体格检查方法与临床症状，将**根性坐骨神经痛**与**干性坐骨神经痛**相鉴别。

（2）针刺时"背部薄如饼"，故应注意针刺腰部夹脊穴时距离宜宽，角度不可向外刺；针刺入椎间隙中，防止伤及内脏；阿是穴痛点在腰部时，不宜深刺。

（3）坐骨神经痛患者要排除合并腰椎肿瘤、结核、骨折者及其他原因引起的根性坐骨神经痛者，要与中央型腰椎间盘脱出出现的马尾神经压迫症状者加以鉴别，以免耽误病情。